实用临床影像诊断图谱/总主编　刘　平

现代影像基本知识

主　编　袁会军　赵明祥　曹俊华

主　审　杨　萍　刘振堂

编　者　(按姓氏拼音排序)

边当绒　何爱萍　黄　勇　蒋晓红

李　刚　李润根　罗振强　王保奇

王　琦　王　肖　武国军　解朋波

徐晓军　赵学智

第四军医大学出版社·西安

图书在版编目(CIP)数据

现代影像基本知识/袁会军,赵明祥,曹俊华主编. —西安:第四军医大学出版社,2010.3

实用临床影像诊断图谱

ISBN 978-7-81086-758-0

Ⅰ.现… Ⅱ.①袁… ②赵… ③曹… Ⅲ.影像诊断-图谱 Ⅳ.R445-64

中国版本图书馆 CIP 数据核字(2010)第 031596 号

现代影像基本知识

主　　编　袁会军　赵明祥　曹俊华
责任编辑　土丽艳
出版发行　第四军医大学出版社
地　　址　西安市长乐西路 17 号(邮编:710032)
电　　话　029-84776765
传　　真　029-84776764
网　　址　http://press.fmmu.sn.cn
印　　刷　西安新华印刷厂
版　　次　2010 年 3 月第 1 版　2010 年 3 月第 1 次印刷
开　　本　880×1230　1/32
印　　张　5　彩 1.5
字　　数　160 千字
书　　号　ISBN 978-7-81086-758-0/R·657
定　　价　26.00 元

《实用临床影像诊断图谱》丛书
编 委 会

总 主 编　刘　平（现任长安医院影像诊断中心　主任医师）

名誉主编　杨　萍（现任高新医院核医学科　主任医师）

刘振堂（现任长安医院影像诊断中心主任　主任医师）

编　　委（按姓氏拼音排序）

曹俊华　崔立春　樊　涛　付　华

刘　刚　刘　平　刘振堂　罗振强

杨　萍　袁会军　袁　勇　赵　华

赵明祥

本书献给多年来支持、帮助我们的老师、患者、学生、同事！感谢你们！

前言

1895 年，德国物理学家伦琴发现 X 射线，并用其拍摄了伦琴夫人手的 X 线平片，从此奠定了医学放射学基础。很快 X 射线被用于医学临床诊断，至今还在发挥着很大的作用。

1968 年，英国物理学家 Hounsfied 发明 CT，用于脑瘤的诊断。CT 的问世，被视为现代医学影像的开始。根据 CT 的工作原理、组成特点，此后相继派生、改进、研制出许许多多现代的大型医疗设备，例如 SPECT 、MRI、彩色多普勒、彩色超声诊断仪等。

1995 年 PET 出现，2000 年 PET/CT 问世，医学影像诊断引入活体分子功能显像，被称为分子影像诊断学（包括 MRI、SPECT、PET/CT)。分子影像诊断学使既往医学影像诊断由辅助检查成为当今诊断疾病主要的、不可缺少的方法之一，并已渗透到各个学科领域。它不但有脏器的功能显像，而且对发病部位有精确的解剖定位。

笔者于 2003 年出版《小儿 CT 诊断图谱》，市场反应良好，并于 2007 年再版。在图书编写及推广的过程中，笔者与各地、各个学科、各个层次的同道朋友有了广泛接触，了解到众多的基层卫生医疗机构尽管配置了 B 超、X 线机、CT 等高精尖设备，但限于一些主、客观原因，基层临床医师对现代医学影像诊断知识了解掌握不足，基层医师具备大型医疗器械设备上岗证者，也就是经过系统培训的人员寥寥无几。对此笔者萌发了编写一部实用的、由浅入深的临床影像学参考图书之想。这一想法得到很多同道的鼓励与支持。于是从 2008 年开始，笔者一方面对基层医务人员提出的问题进行汇集整理，又不断参阅大量新资料，并邀请各地、各医院影像科、CT 室、MRI 室主任及共事多年的学生、同事共同编写了这套《实用临床影像诊断图谱》丛书。

本丛书旨在抛砖引玉，帮助临床医师随时拿出翻阅，能读懂、理解各种影像报告、图片，进行疾病的诊断与鉴别诊断。笔者本身就是由临床医师进入影像领域的，工作需要不断地继续学习（X 线平片、CT、MRI、SPECT、PET/CT），身边许多熟悉的医师也是这样走出来的，他们不但是所在专业的学科带头人，每年完成各种高难度、高风险的手术，而且也是阅读各种影像图片的行家高手。多年来他们进手术室与进影像诊断科的频率相当，阅读、请教各种影像图片的钻研精神让人肃然起敬。与他们多年的合作、交谈，也使笔者从中吸取丰富、多彩、鲜活的病例、病理知识。同样是一种疾病，各人的影像学表现不同，每次观片对笔者都是一种刺激，耐人寻味，不由得要搞清楚才罢手。书中所选的病例就是在影像与临床互动中，又经病理证实、临床随访的结果。丛书选取的病例包括先天畸形、炎症、变性、出血、肿瘤性疾病等，以临床常见病、多发病为主，也有极易误诊的少见病、罕见病介绍。

第一分册以介绍各种影像学基本知识为主，分为六个章节，包括：数字 X 线设备基本知识、CT 基本知识、成像基本知识、单光子发射计算机发射成像基本知识、PET/CT 基本知识，共采用 265 幅图片，通过病例分析介绍各种影像学图片的临床使用；第六章列举历年国家执业医师资格考试有关影像学试题案例及执业医师实践技能试题，可供读者参考。

医学影像学发展很快，新知识层出不穷。我们的思路、写作、图片还有许多不足，盼同道批评、指正。

刘　平

目　录

第一章　数字X线设备基本知识

一、数字X线设备概述

数字X线设备，是指一组能将经X线透射人体后获取的图像数字化，并在电脑中将图像处理后，再转换成模拟图像显示的设备。它如今已广泛用于临床。与传统摄像设备比较，它的图片组织对比分辨率高；患者在检查中接受X线辐射小；图像的后处理功能强大；图像存储以光盘形式，储片不占空间。

根据成像原理不同，数字X线设备包括CR、DR、DSA等。这些都是在CT问世后，相继研发出来的。其中CR（fuji computed radiography）在1982年由日本富士探测板株式会社首先研发成功，其由X线机、成像板（imaging plate，简称IP板）、影像阅读处理器、后处理工作站和存储器构成。工作过程由信息采集、信息转换、信息处理、信息存储和信息记录组成。当X射线透过被照射人体相关解剖部位后，投射到IP板上，信息采集由IP板替代胶片，其以潜影形式记录X线图像；信息处理都在计算机上完成、存储并显示图像，将图像信号经过模／数转换器转换成视频图像，再经激光打印出胶片。

二、相关术语

1. *原始数据*　是指探测器接收到的通过被照射人体相关部位的X线衰减信号经过放大后，再经模/数转换后所得到的数据。

2. *影像数据*　是指经计算机重建后得到的数据，也就是屏幕以图像显示出的数据。CT显示横断、冠状、矢状层面影像像素的 CT 值；CR、DR 则是构成图像矩阵中每个像素点的数值。

3. 重建　是指用原始数据，经计算机计算得到影像数据的过程，其为数学过程，称为重建，也叫图像重建。

4. 采集时间　是指要获取一幅图像的原始数据所需要的时间。

5. 重建时间　是指计算机用原始数据重建成影像数据矩阵所需要的时间。

6. 滤波函数　又称重建算法，是指 CT 影像重建时所用的数学方法。重建算法不一样，得到的图像效果也不一样。

7. 噪声　在 X 线数字成像的过程中，图像中可随亮度变化出现波动，称噪声。噪声分两种：

（1）椒盐噪声：噪声的幅值大小相同，位置显示随机。

（2）高斯噪声：指图像中的每一点均有，幅值大小随机分布。

8. 信噪比　是指信号强度与噪声强度的比值。作为评价影像图片质量的指标之一。信噪比越大，噪声对信号的影响越小，影像图片质量越好。信噪比越小，噪声对信号的影响越大，影像的图片质量越差。

9. 灰阶　是指图片或显示器上表现出的不同深浅亮度的色彩。这种灰度信号的等级差别叫灰阶。

10. 数/模转换　实际是模 / 数转换的逆转过程。它将二进制数学影像资料转变为模拟影像，即形成视频影像显示在屏幕上，完成这一过程，叫数 / 模转换，完成这种转换的电子元件，称数 / 模转换器。

三、举例（图 1-1~1-30）

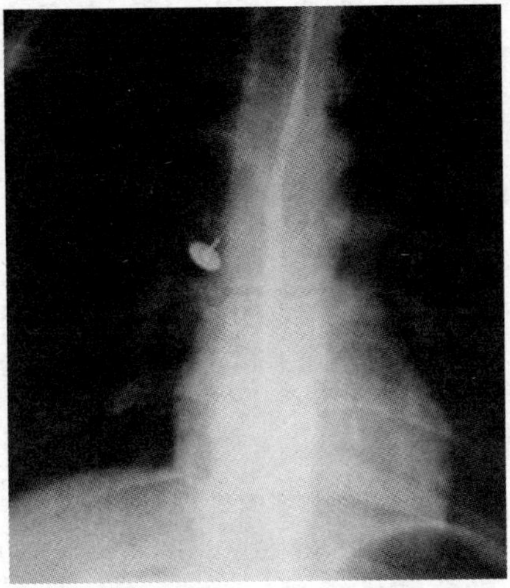

图 1-1 数字 X 线 CR 图观

女性，14 岁。口含图钉玩耍中，不慎掉入气管。CR 胸片明确显示图钉异物掉入右侧支气管内的位置。经支气管镜下取出（感谢：宝鸡解放军第三医院呼吸科燕真锋主任、高燕主治医师提供照片）

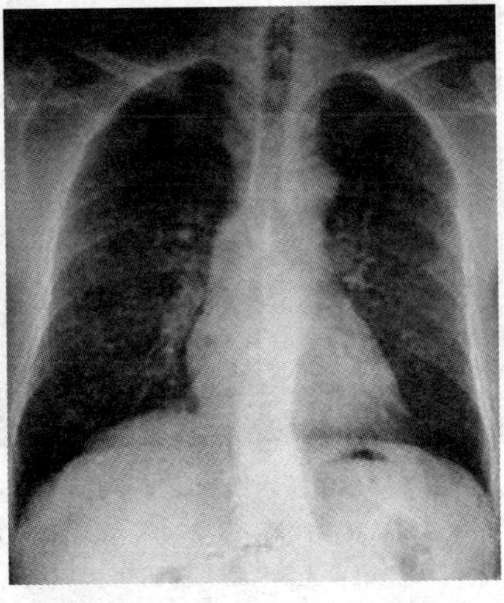

图 1-2 数字 X 线 CR 图观

男性，49 岁。睡眠中打鼾、胸闷，常有憋醒。胸片显示正常

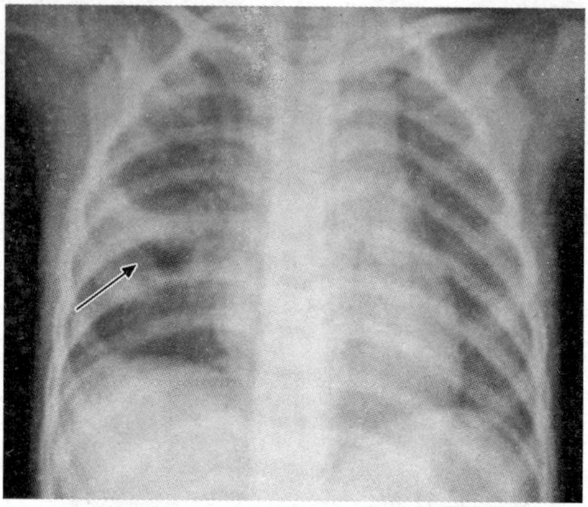

图 1-3　数字 X 线 CR 图观

男性，54 岁。咳嗽、胸闷 2 周。胸部拍片发现右肺中野、中内带有大片阴影伴空洞形成，并有气液平。诊断：肺脓疡

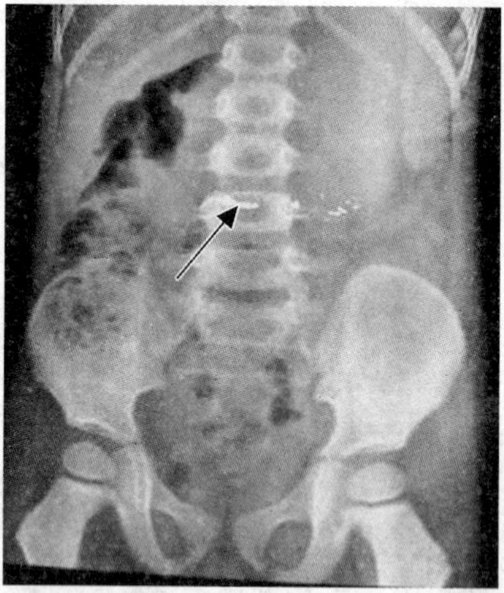

图 1-4　误服水银后腹部平片观

男性，3 岁。口含体温表玩耍中咬断表头部 7h。在地段医院曾口服蛋清及牛乳 250ml 后即转来院。查体：口腔黏膜光滑，心、肺阴性，腹软，全腹无压痛，无肌紧张。肝脾未及。腹部平片显示中上腹呈水平位、断续的线状不透光高密度影（↑），入院后检查肝、肾功正常，尿常规正常

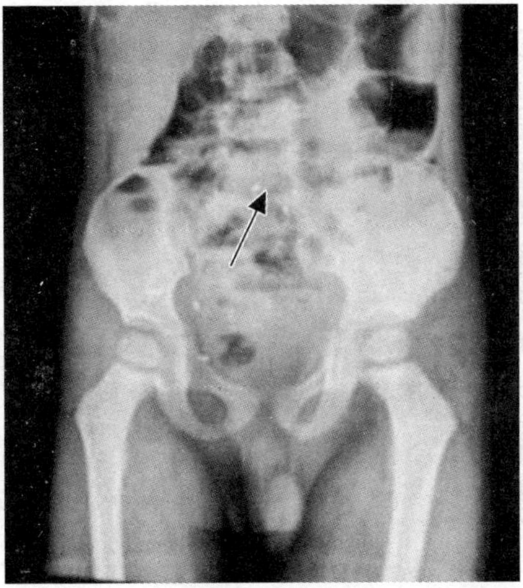

图 1-5　误服水银后腹部平片观

同一病例。经治疗后，第二天腹部平片显示：高密度不透光的水银影大多数随肠蠕动排泄，右侧腹部肠腔内仅少量残留（↑）

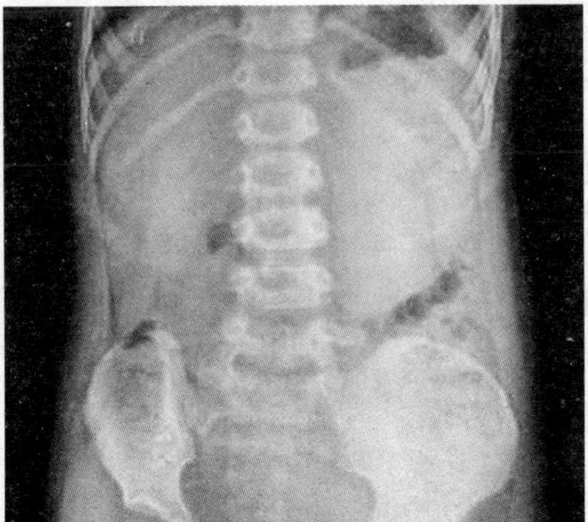

图 1-6　误服水银后腹部平片观

同一病例。经治疗后第三天，摄腹部平片可见右下腹肠腔内仅有少量水银呈斑点状散在残留（感谢兰州军区第三医院儿科王军焕主任提供病例照片资料）

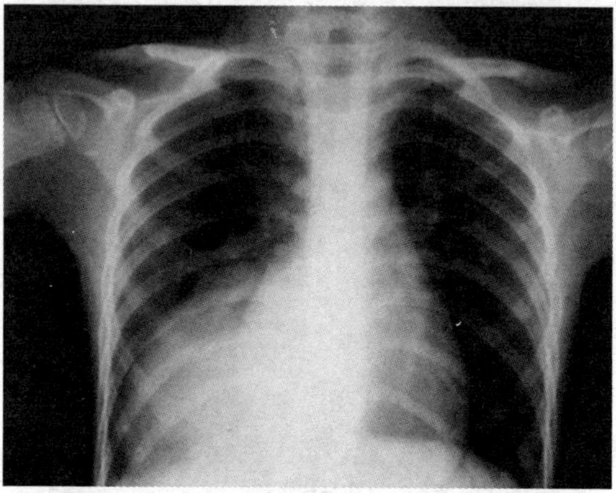

图 1–7　先天性短食管、胸胃畸形胸片观

女性，6 岁。因咳嗽、发热 3d 住院治疗。该患儿生长发育较同龄儿差。拍胸片显示右侧后纵隔有一巨大肿块影

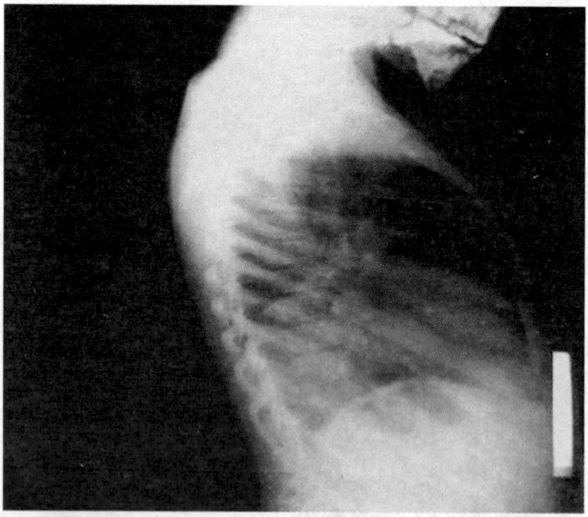

图 1–8　先天性短食管、胸胃畸形胸片观

同一病例。侧位胸片：仍见后纵隔巨大的肿块影与脊柱重叠

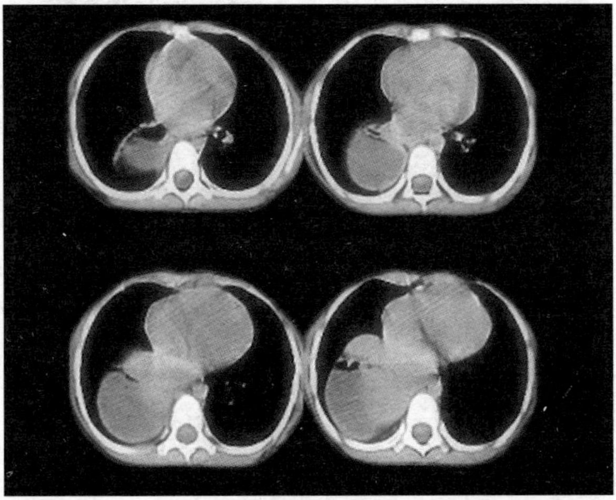

图 1-9　先天性短食管、胸胃畸形胸部 CT 观

同一病例。CT 扫描后，纵隔窗显示：多幅图像组合可见肿块位于膈肌上下，内有低密度含气影。CT 图像仍不能确定胸腔内巨大肿块性质

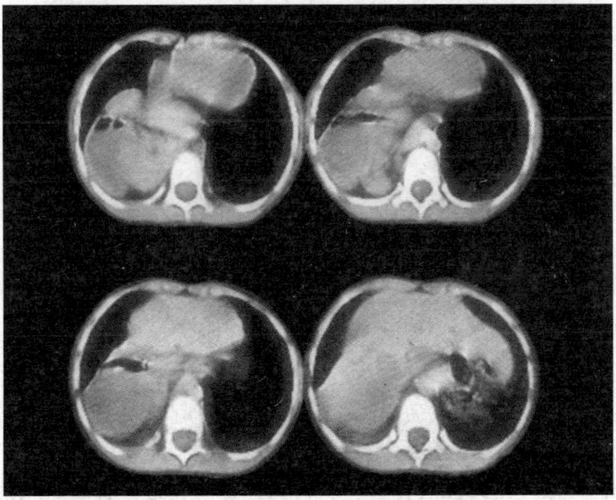

图 1-10　先天性短食管、胸胃畸形胸部 CT 观

同一病例。CT 显示：下一层多幅图像组合仍见肿块位于膈肌上下，内有低密度含气影。CT 仍不能确定胸腔内巨大肿块性质

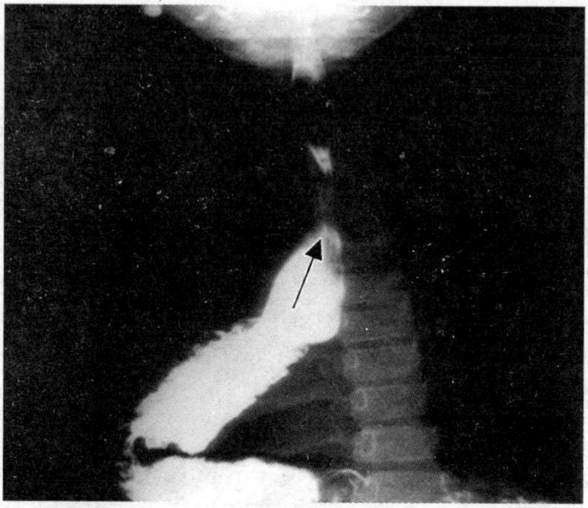

图 1-11　先天性短食管、胸胃畸形上消化道钡餐透视后点胸片观

同一病例。对本例患者进行上消化道钡餐透视发现：胸腔内肿块性质为短食管，贲门位于膈肌上，正对 T_{11} 椎体（↑）。短食管不能抵达膈肌，部分胃位于膈上

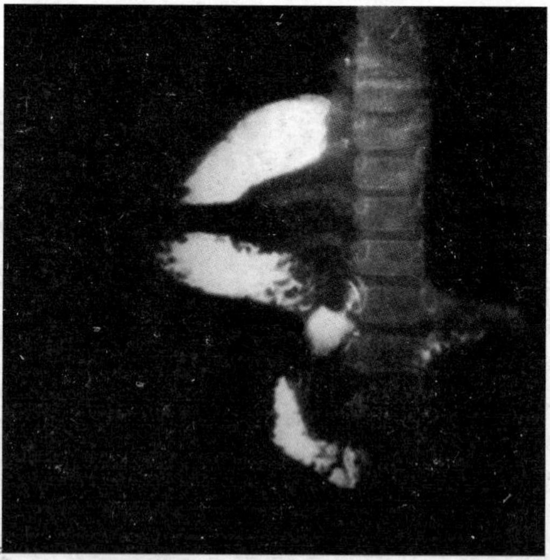

图 1-12　先天性短食管、胸胃畸形上消化道钡餐后点胸片

同一病例。将体位旋转至后前位观察胸胃畸形。又追问病史，该患儿自幼进食缓慢，当进食过急或过快后，常有餐后“反胃、呕吐”史。又对该患者进行生长发育评价，较同龄儿差。最后诊断：先天性短食管、胸胃畸形

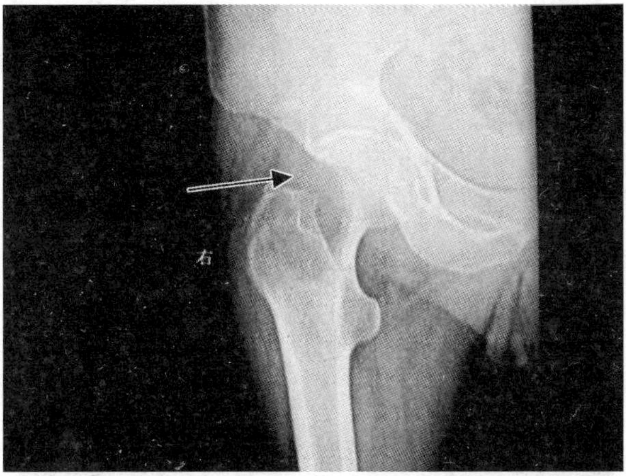

图 1–13　右肺癌（鳞癌）右股骨颈转移伴病理性骨折 X 线平片观

男性，58 岁。不慎右侧股骨颈骨折，X 线平片正位显示：右股骨颈骨皮质连续性中断，断端为多个骨碎片，髓腔内有溶骨样破坏（↑）

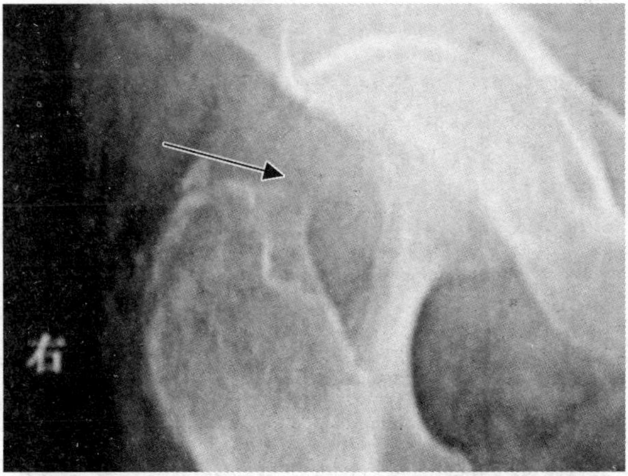

图 1–14　右肺癌（鳞癌）右股骨颈转移伴病理性骨折 X 线平片观

同一病例。X 线平片正位局部放大仍显示：右股骨颈骨皮质连续性中断（↑），断端为多个骨碎片，髓腔内有溶骨样破坏。手术病理证实：右肺癌（鳞癌）右侧股骨颈转移伴病理性骨折

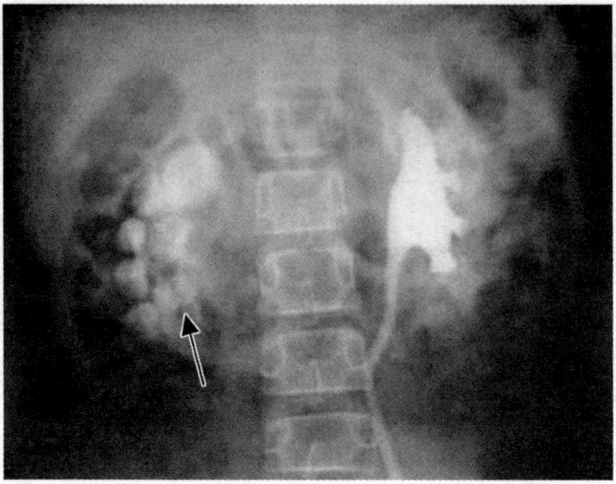

图 1–15　右侧肾盂、输尿管接合部先天狭窄所致肾盂积水挤压肾动脉静脉肾盂造影观

女性，9 岁。阵发性右下腹部疼痛 1 月余。腹部 B 超探及右侧肾盂积水，右输尿管被阻断。静脉肾盂造影后 8min，左肾显示肾盂、小盏的形态正常。右侧肾盂及肾小盏呈散在的囊状扩张，肾盂呈积水征（↑）

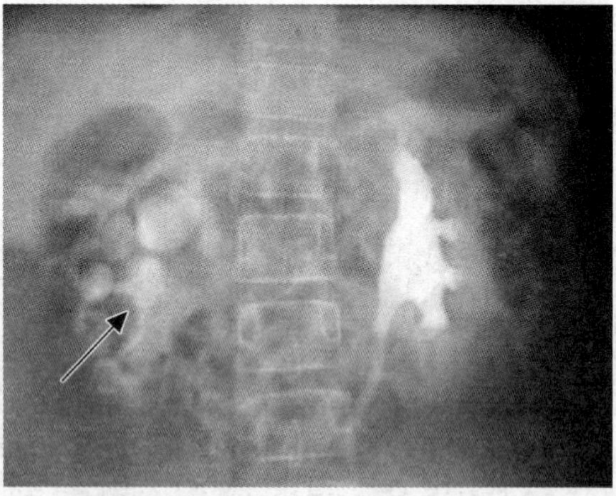

图 1–16　右侧肾盂、输尿管接合部先天狭窄所致肾盂积水挤压肾动脉静脉肾盂造影观

同一病例。15min 后右侧的肾盂和肾盏显示，而后者呈杯口状高密度影。右侧肾盂、肾小盏的囊性扩张较前者明显（↑）

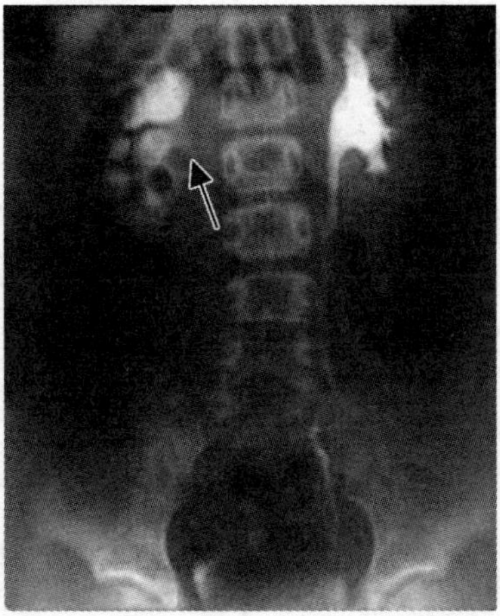

图 1-17　右侧肾盂、输尿管接合部先天狭窄所致肾盂积水挤压肾动脉静脉肾盂造影观

同一病例。50min 后右侧的肾盂、肾小盏及输尿管上端均显示。右侧肾盂、肾小盏呈囊性扩张较前更加明显，但输尿管的顶端未显示（↑）

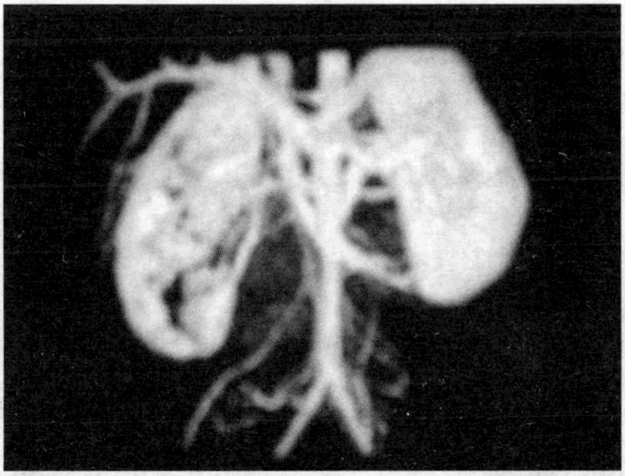

图 1-18　右侧肾盂、输尿管接合部先天狭窄所致肾盂积水挤压肾动脉增强扫描后 CT 观

同一病例。CT 增强扫描后经曲面侧位和重建轴位、三维重建多层显示肾动脉起始于腹主动脉后经肾盂积水的内前上方走行，因此被扩张的积水部所挤压。右侧肾盂内呈囊状扩张，扩张的边缘其境界尚清晰，肾实质变薄。手术病理证实：肾盂输尿管接合部先天性狭窄所致肾盂积水挤压肾动脉

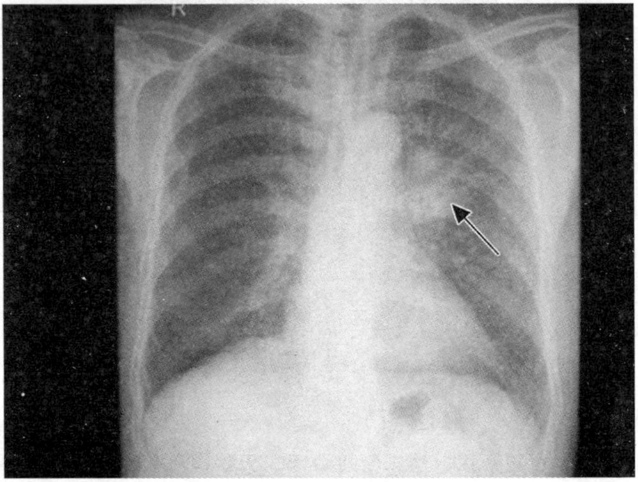

图 1–19　左肺癌（中心型）X 线平片正位观

女性，54 岁。呛咳，平卧尤甚 2 月余。痰中带血 2 周。胸片可见左肺门增大，有一实质性肿块影。周围肺纹理粗乱（↑）

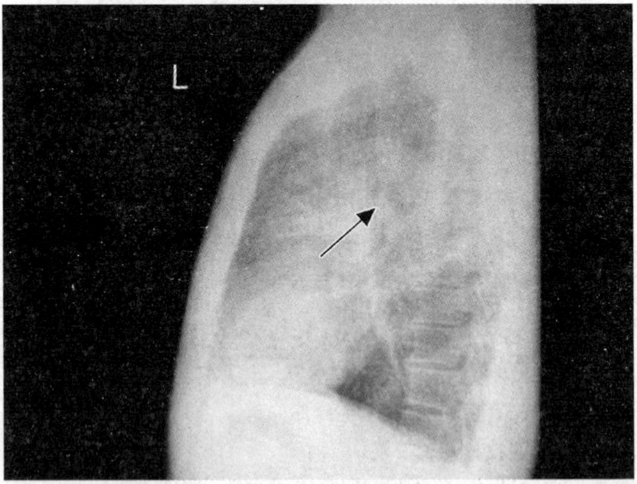

图 1–20　左肺癌（中心型）X 线平片侧位观

同一病例。侧位仍见左肺门肿块影（↑）

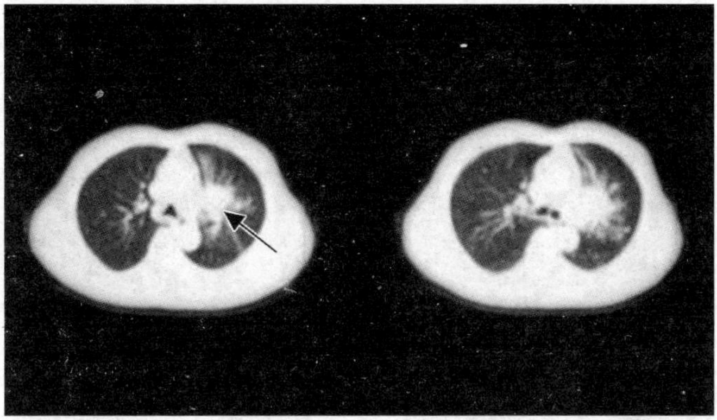

图 1-21　左肺癌（中心型）胸部 CT 观

同一病例。CT 扫描后肺窗显示：可见肺门肿块，向内挤压左支气管管腔变窄、移位。肿块周围有粗细不等的毛刺、血管纠集征（↑）

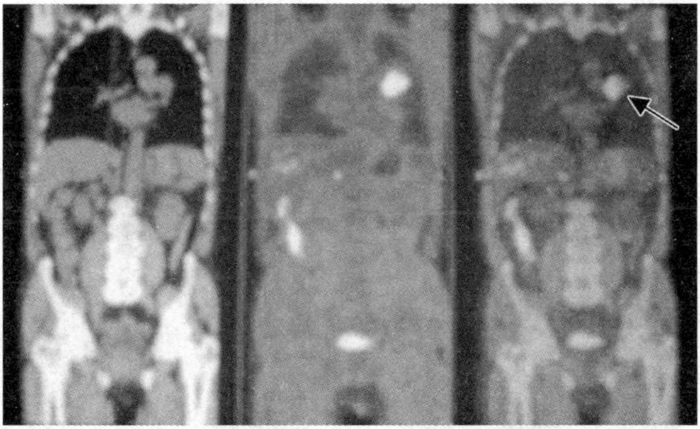

图 1-22　左肺癌（中心型）PET/CT 观

同一病例。PET/CT 检查后多幅图像组合，由左向右图像依次为 CT、PET、PET/CT 融合图显示：可见左肺门肿块影呈放射性核素高摄取（↑）。经支气管镜活检病理证实：鳞癌

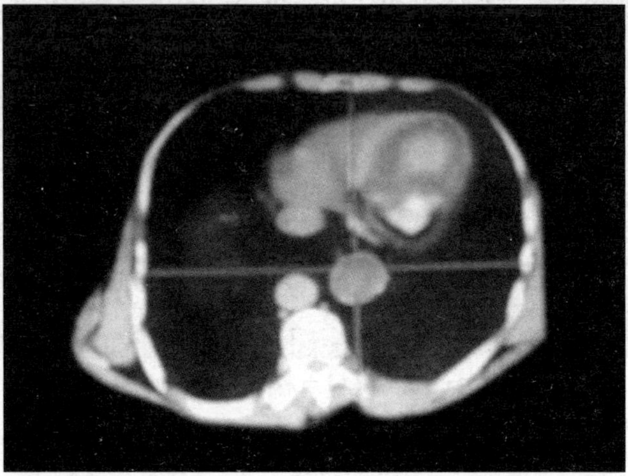

图 1-23　滑动型食管裂孔疝 PET/CT 观

男性，44 岁。健康查体在 PET/CT 融合图像可见膈顶上类圆形低密度影（+）

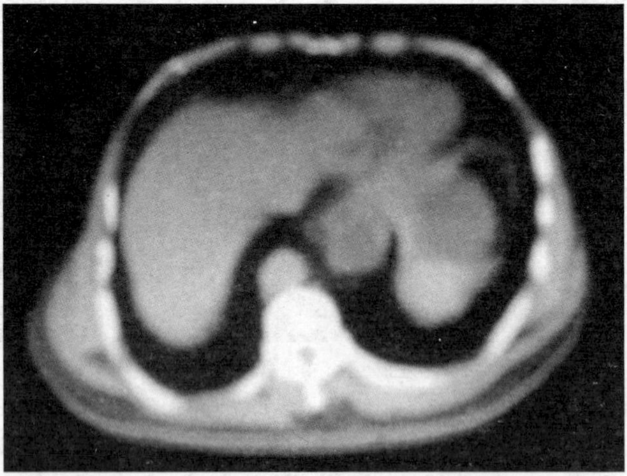

图 1-24　滑动型食管裂孔疝 PET/CT 观

同一病例。下一层面图像仍见膈顶上类圆形低密度影

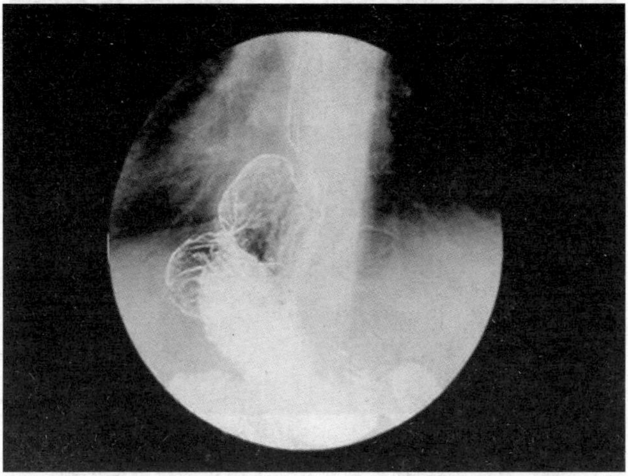

图 1–25　滑动型食管裂孔疝上消化道钡剂造影观

同一病例。患者吞服钡剂后取直立位，前后位可见左膈顶上光滑，未见钡剂异常潴留龛影

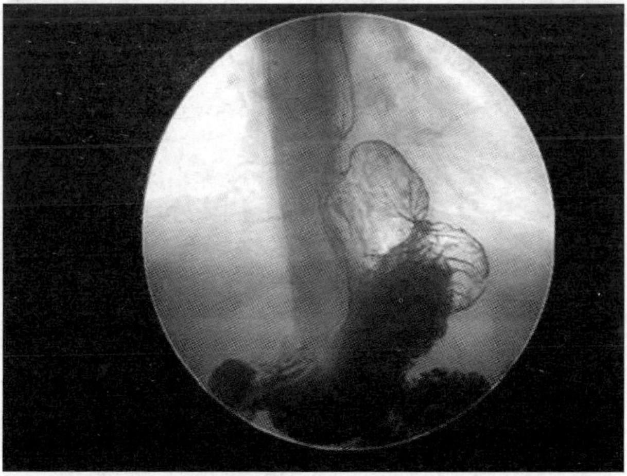

图 1–26　滑动型食管裂孔疝上消化道钡剂造影观

同一病例。患者吞服钡剂后取直立位，旋转至后前位仍见左膈顶上光滑，未见钡剂异常潴留龛影

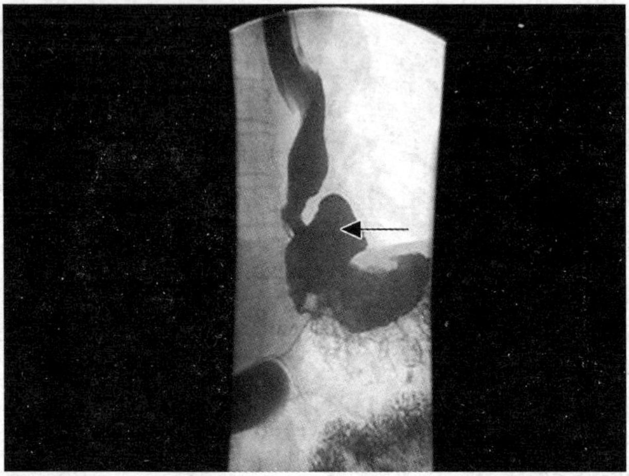

图 1–27　滑动型食管裂孔疝上消化道钡剂造影观

同一病例。嘱患者再吞服钡剂后，将检查床倾斜至足高头低位，俯卧可见贲门上移，部分胃上疝入胸腔，有高密度的钡剂徐徐向膈顶流动，并见左侧膈顶上有一光滑的、固定的、充满钡剂的扩张的囊腔（↑）

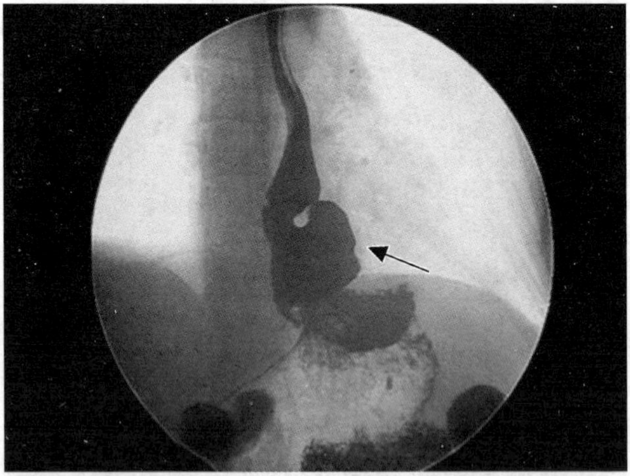

图 1–28　滑动型食管裂孔疝上消化道钡剂造影观

同一病例。检查床倾斜固定于足高头低位。嘱患者反复做吞咽动作后，仍见膈顶左上有一光滑的、固定的、充满钡剂的扩张的囊腔（↑）。上消化道造影检查结束后，追问病史，该患者有餐后饱胀，平卧后症状加重史。最后诊断：滑动型食管裂孔疝

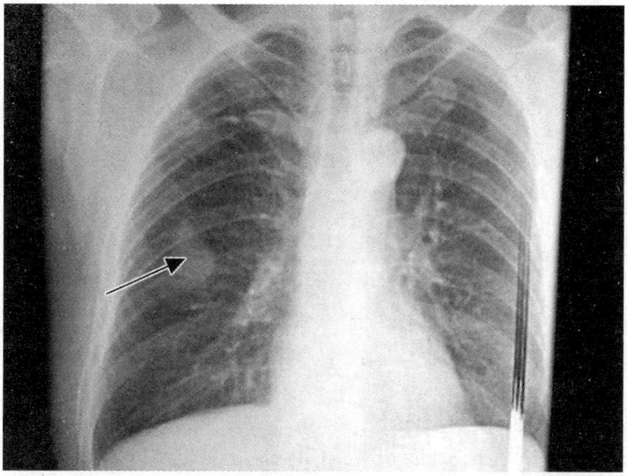

图 1-29　右肺周围型肺癌（鳞腺癌）正位胸片观

男性，49 岁。健康体检发现右肺中上野有一实质性肿块影（↑）。有吸烟史 20 余年，一般 1 包/日，最多 2 包/日，持续 10 年

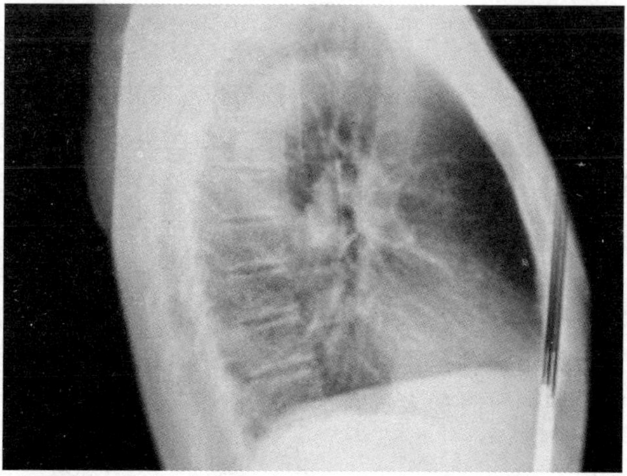

图 1-30　右肺周围型肺癌（鳞腺癌）侧位胸片观

同一病例。侧位片显示右肺中野有一实质性肿块影与肺门影重叠。CT 引导下进行肺穿刺活检。病理证实：鳞腺癌

第二章　CT基本知识

一、CT的基本组成

因西部的基层医院以普通、常规三代CT机多见，所以以这些机型为例，讲解CT的基本组成，主要包括图像采集系统、后处理、显示系统三个部分组成。

图像采集系统由扫描机架（也称龙门框架）、可移动检查床、X线高压发生系统组成。

后处理由数据收集系统、计算机和阵列处理机组成。

显示系统由操作台（包括图像显示系统、常用的程序、照相机、硬盘驱动器）及病人资料存储设备组成。

二、CT的工作原理

CT由四个基本要素组成，即X线产生、获取资料、资料程序转换、图像显示。也就是说，高压发生器产生X线，是以高度准值的X线围绕人体某部分做断层扫描。扫描过程中探测器记录到大量通过人体后的X线衰减信息，再由快速模/数转换器转换为数字，输入计算机，迅速计算出横断层面上显示的X线衰减数值。在操作台荧屏展示出组织器官横断解剖图像，表现为高密度、等密度和低密度值的信息。CT扫描过程获取的资料存储在计算机硬盘中。照相机将病人资料记录在胶片上，或存储、刻录在光盘上。

三、CT的密度概念

CT诊断中，常用的组织器官病变以密度描述，一般有高密度、等密度、低密度或混杂密度。

1. 高密度（high density）　指密度高于正常组织的病变，是组织钙化、骨组织、急性出血以及部分肿瘤所特有的表现（图2–1~2–4）。

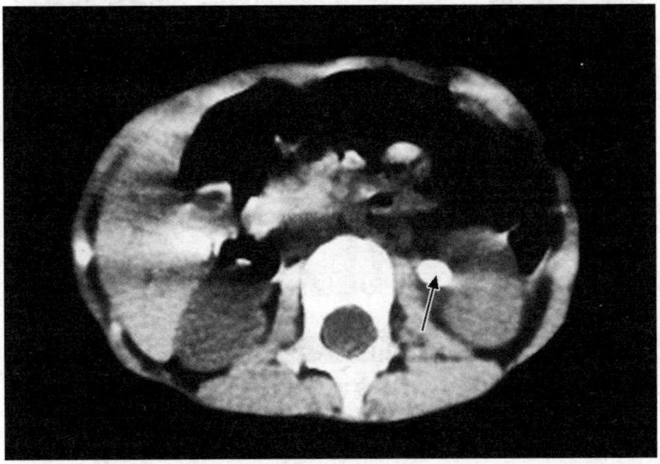

图2–1　高密度病灶CT观

男性，6岁。因阵发性腹痛伴肉眼血尿入院。CT显示左侧肾盂结石（↑）

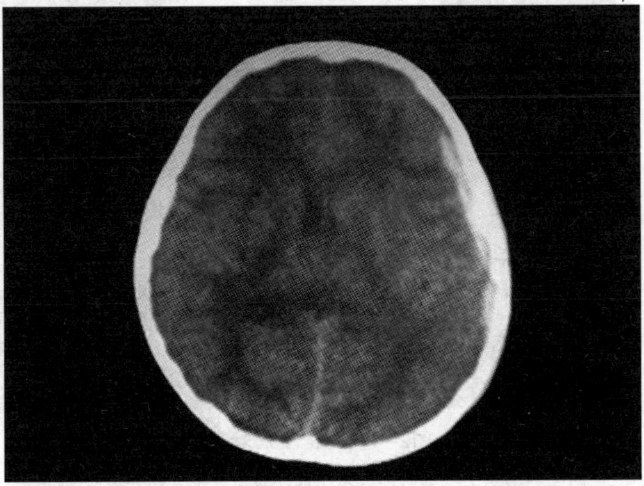

图2–2　高密度病灶CT观

男性，1.3岁。头部外伤后嗜睡4h。CT显示左侧硬膜下呈弧线形高密度出血影

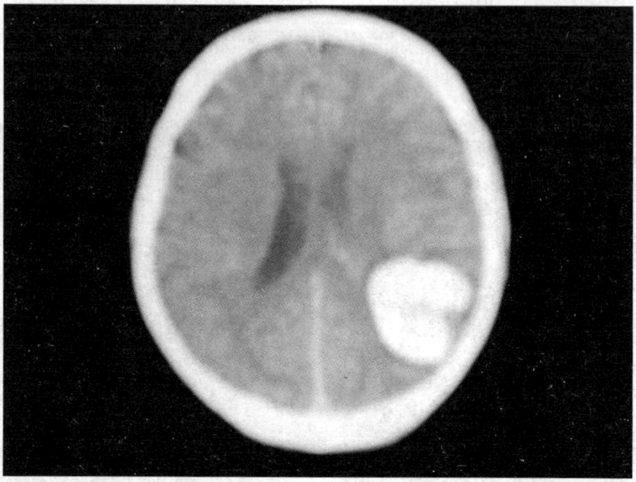

图2–3　高密度病灶CT观

男性，51岁。头痛、头晕3d。CT扫描左枕叶高密度影

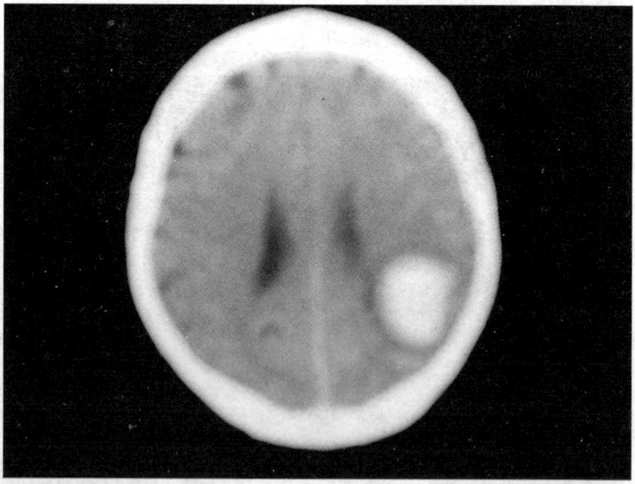

图2–4　高密度病灶CT观

同一病例。下一层面仍可见左枕叶高密度影，计算出血量35ml

2. 等密度（isodensity）　是指病变与正常组织的密度值接近的病变，例如：亚急性硬膜下血肿、肝母细胞瘤等（图2-5，2-6）。

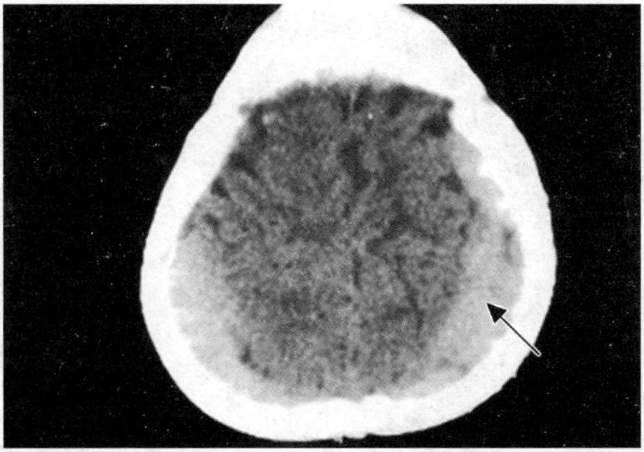

图2-5　等密度病灶CT观

男性，1.3岁。左侧肢体无力，间断抽风1周。患儿学步时摔倒，头部着地。爬起后无不适，家人未注意。CT显示颅内亚急性硬膜下血肿（↑）

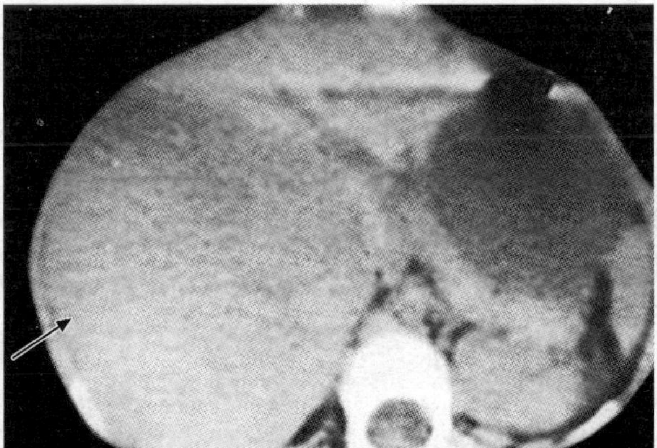

图2-6　等密度病灶CT观

男性，3.8岁。腹胀、纳差3月余。CT显示肝脏右叶前段、方叶有大片等密度影，边缘轮廓不清（↑）。手术切除，病理证实：肝母细胞瘤

3. 低密度（low density） 是指密度低于正常组织的病灶。常见于颅内缺血缺氧性脑病、外伤性脑梗死、神经母细胞瘤内有出血、坏死、囊变（图2–7~2–9）。

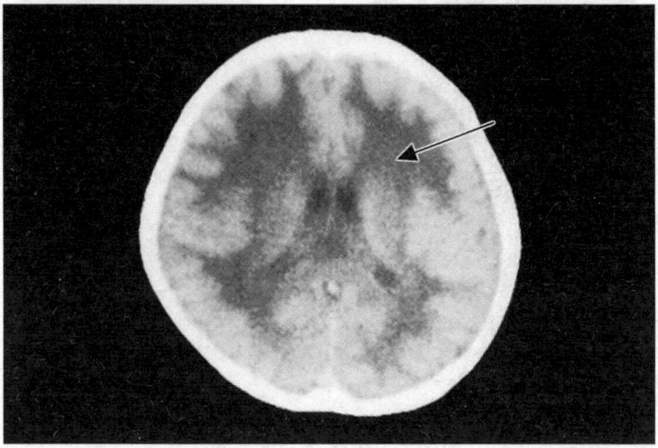

图2–7 低密度病灶CT观

女性，3个月。突然抽风伴意识不清1d。CT显示：大脑白质区广泛低密度灶影（↑），最后诊断：苯丙酮尿症

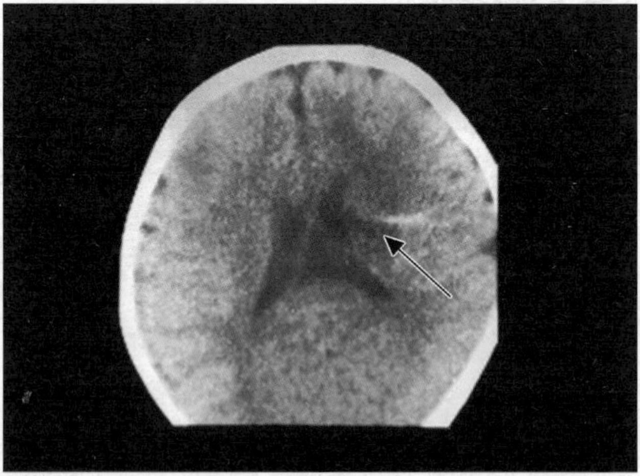

图2–8 低密度病灶CT观

女性，1.3个月。右下肢蹬腿无力，步态拖拉1周。病前已独立行走。1周前由炕上坠落，头着地。CT显示左侧侧脑室体部低密度影（↑），为外伤性脑梗死

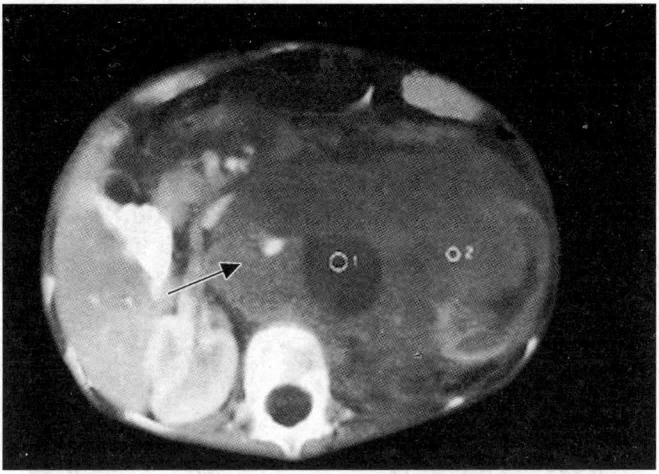

图2-9　低密度病灶CT观

女性，1岁9个月。发热、贫血、腹胀3月余。CT增强扫描后显示：腹膜后肿块影内有坏死、囊变（↑）。CT引导下穿刺，病理证实：神经母细胞瘤

四、CT值的概念

简单地讲，CT值即X线通过人体扫描后的人体组织衰减系数值。也就是说，由于人体组织对X线的吸收、衰减系数不同，X线通过人体扫描后，计算机采集、计算、检测出的结果也不同。它也作为CT诊断中观察组织器官病变的量化值。

CT值的表示单位，为纪念Hounsfield设计出CT，将其姓名首个字母大写，加单位（unit）表示，也就是Hu。

五、CT的窗口技术

人眼只能分辨有限的灰阶等级（一般从白到黑之间不同的16个灰阶层次），而CT一般有显示1000~2000Hu以上的CT值范围。要让人眼能分辨出不同组织CT值的差异，就要使用窗口技术，即用窗宽、窗位来选择感兴趣的CT值范围，并将其转换为16个灰阶。例如，小儿正常头颅显示灰阶（图2-10），使大于或小于该

CT值范围的结构变成全白或全黑。但在螺旋CT图片中灰阶显示就不那么重要了。

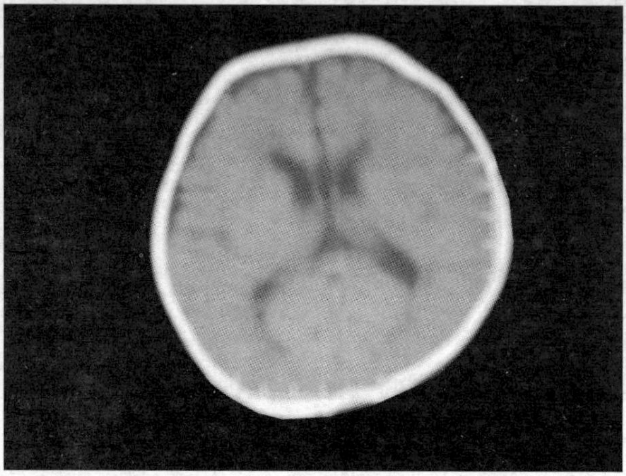

图2-10　正常小儿头颅CT片的灰阶

1. 窗宽　是指器官组织显示的CT值范围。

2. 窗位或窗中心　是指显示灰阶的中心。一般应选在拟显示组织CT值范围内，例如：肺窗的窗位应选与气体相似的CT值，即－750~－500Hu；显示纵隔结构，窗位应选在软组织CT值范围内而相当于800Hu。如果窗宽为100，窗位为0，则可显示CT值±50Hu的组织结构，这时每个灰阶的差异约为6.2Hu。两种组织的结构只要相差6.2Hu左右，我们即可分辨。如果窗宽为1000，窗位为0，则可显示的组织结构CT值范围为－500~+500Hu，每个灰阶包含的CT值为62Hu。两种组织的结构只有大于62Hu以上，才能辨出他们的差异，小于62Hu的组织或病变就分辨不出。因此要想很好地显示不同的组织或结构，就要选择合适的窗宽和窗位，这样才能将病灶完整地观察到。

例如，小儿正常头颅CT片显示的窗宽、窗位（图2-11），显示正常小儿头颅的灰阶度（图2-10），正常成人肺窗的窗宽、窗位（图2-12），左侧股骨颈病理骨折显示骨窗的窗宽、窗位（图2-13）。

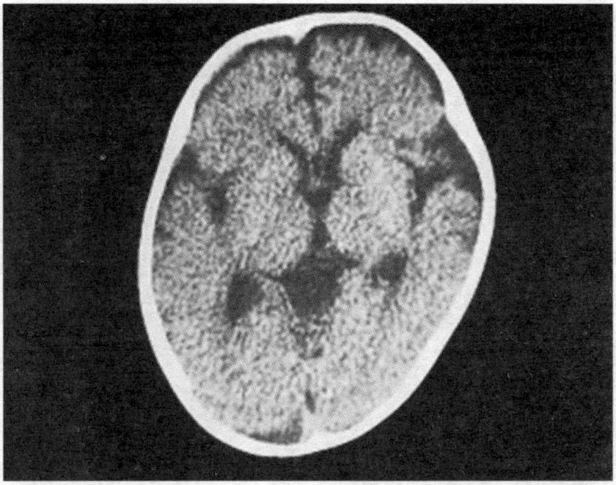

图2-11　正常小儿头颅窗宽100Hu，窗位35Hu，显示颅内软组织结构

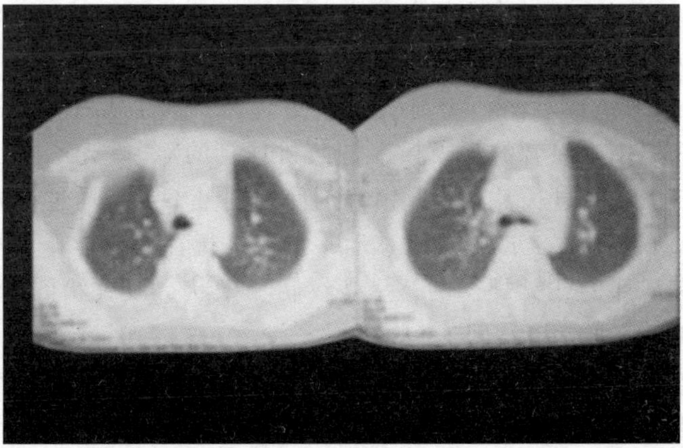

图2-12　正常肺部窗宽-750Hu，窗位800Hu，显示肺内组织结构

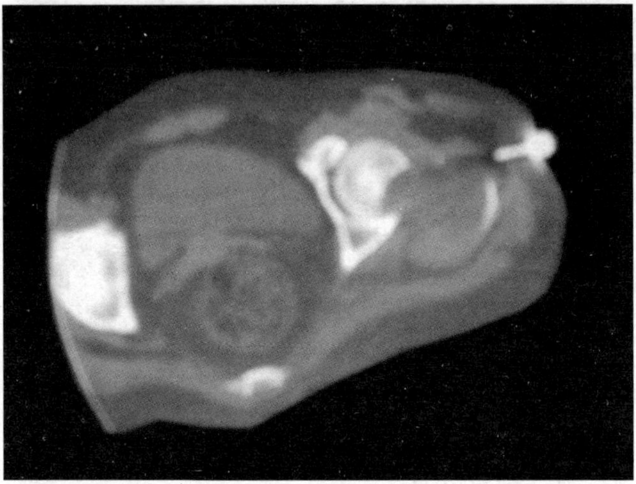

图2-13　正常骨窗像：窗宽1600Hu，窗位350Hu，显示左侧股骨颈病理骨折

六、CT图像中的伪影

伪影是指CT图像重建中不符合要求的异常影像。CT图像中的常见伪影有：

1. 运动伪影　多见于小儿、危重病人、急性颅内压增高的患者，或扫描时患者的呼吸频率与CT机球管的X线曝光不同步，或由于扫描时间过长，或小儿镇静剂使用剂量不足扫描过程中出现恶心、呕吐动作，或扫描时移动、正在进行吞咽动作等。图像中出现有规律的或无规律的，呈条纹状、条状、波纹状低密度影，或杂乱无序异常影（图2-14）。

2. 金属伪影　新生儿及危重婴儿的头皮外保留静脉输液的头皮针等。头皮针固定局部，图像出现日射状高密度的混杂影（图2-15）。

3. 射线硬化伪影　X线球管老化，图像中显示出的伪影。

4. 三代CT机器故障形成　如多层图像中呈有规律的、同一位置的、大小不等的同心圆状的伪影（图2-16~2-18）。

5. CT图像被自动洗片机污染　可形成印刷条纹状伪影

（图2-19）。

上述伪影的出现，大多数情况下是有规律的，有时则表现为无规律的。它可以出现在普通、常规CT机，也可以出现在单螺旋CT机或多螺旋CT机。所以在观察CT图片时要仔细分辨，不可将单独出现的伪影误认为病灶。

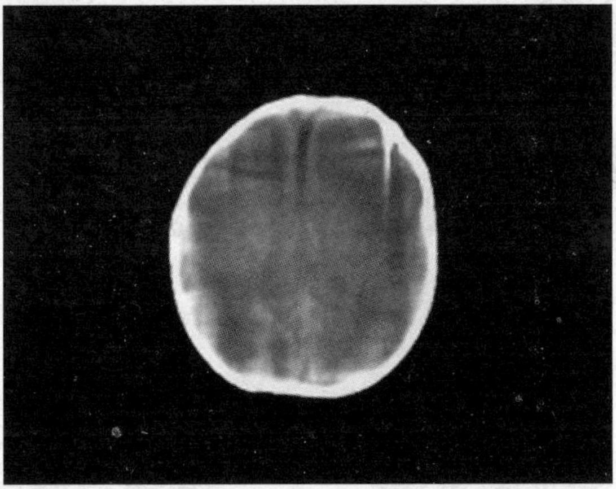

图2-14　运动伪影CT观

小儿不合作头移动，CT片中形成的运动伪影

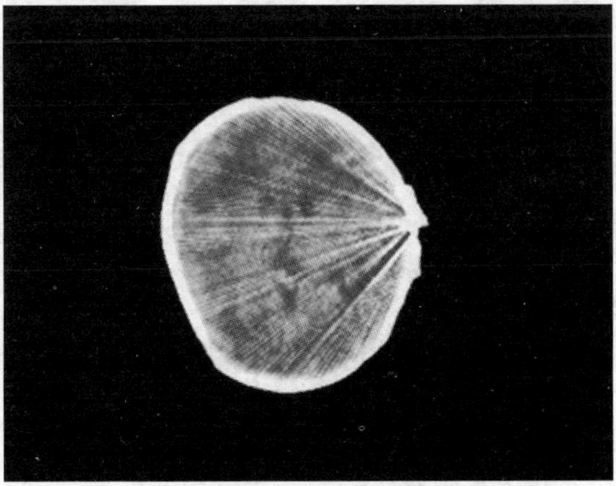

图2-15　金属伪影CT观

新生儿保留头皮针，所造成CT片中日射状高密度伪影

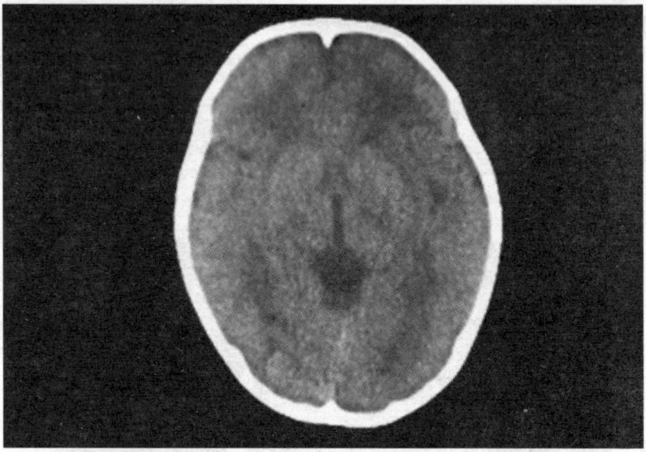

图2-16　同心圆形伪影CT观

CT机故障形成同心圆形伪影

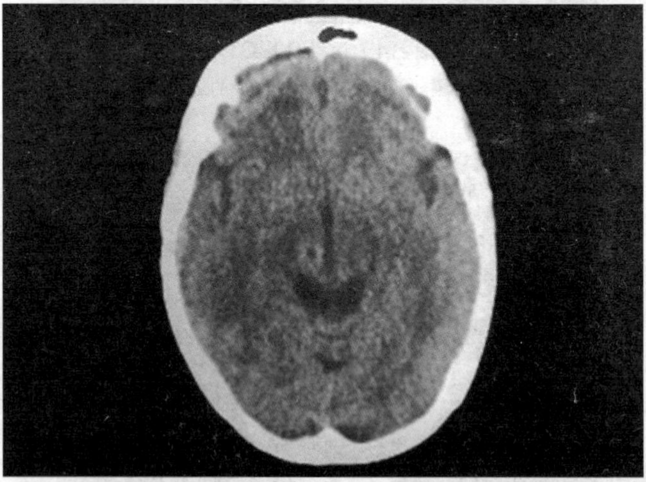

图2-17　同心圆状伪影CT观

CT片显示中心为低密度影并非病灶

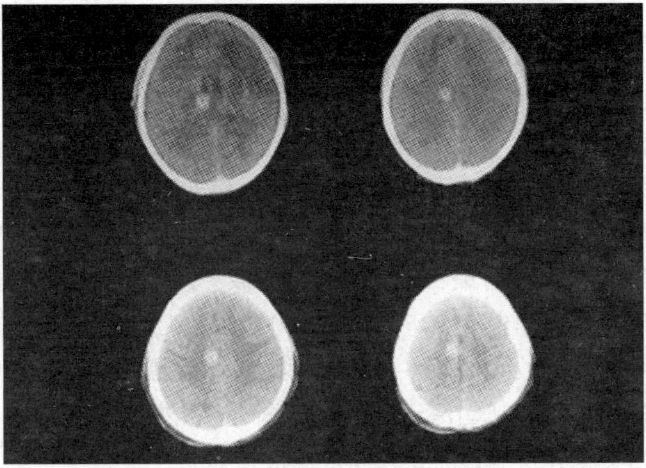

图2–18　靶点样伪影CT观

CT多层组合显示，多层图像内均有如靶样的伪影

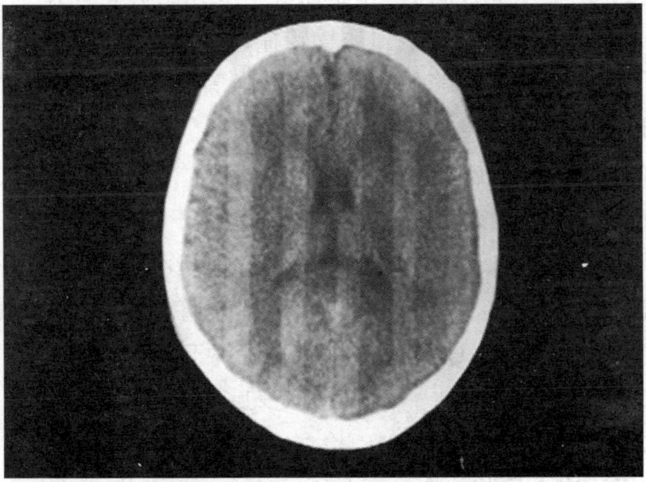

图2–19　印刷条纹状伪影

CT图片在洗片机显影池内橡胶辊轴污染，造成的印刷条纹状伪影

七、临床医师如何选择各种影像检查

（一）小儿颅内疾病

1. 小儿囱门未闭合者　小儿的前囟门一般于1.6岁前尚未闭合，通过CT、B超、MRI均可检出颅内病变。CT操作简便，无创伤，同时可留有永久图像，便于治疗前后对比；但价格不菲，且有X线辐射。B超价廉，可以多轴向成像，便于床边操作；缺点是其结果易受操作者经验所限。MRI无创伤，无辐射，多方位成像，扫描层面多，技术参数多，显示颅内病灶清楚；缺点是老的机型扫描时间长，机架幽深，对于不合作的患儿操作较困难，再者其价格昂贵，在疾病诊断中并非常规检查方法。

（1）颅内出血：CT显示优于B超。对很微量出血（小于0.27ml）即可明确显示。而且对出血定位、定量，以及伴随体征等观察均有价值。

（2）缺血缺氧性脑病：B超探及脑水肿及脑室周围白质钙化、囊肿为首选。CT对脑灰、白质反转征，白质水肿，脑室、脑沟回形态学改变，颅骨骨缝分离，前囟膨隆等改变观察得很清楚，对本病预后判断有价值。

（3）脑萎缩：CT优于B超。

（4）脑积水：CT和B超均可选，B超优于CT。MRI可显示引起脑积水的病因，如中脑水管狭窄或Chiari畸形等。

（5）颅内钙化：CT优于B超，能清晰、直观显示，可作为首选。

（6）颅内肿瘤：CT优于B超，MRI更优于前两者。

2. 小儿囱门闭合者　小儿于1.6岁后，前囟一般已闭合。颅内疾病的检查只能选择CT和MRI检查。

（二）成人颅脑外伤、高血压

怀疑颅内闭合性损伤、脑出血时，首选CT扫描。

CT操作简便，扫描时间短，费用较MRI低。在颅内闭合性损伤、出血，颅内钙化，先天畸形等为首选；颅内肿瘤、某些复杂的先天畸形，需要多个方位观察病变（例如矢状位、冠状位、轴位）。后颅凹病变等，普通CT有不可克服的亨氏暗区。螺旋CT颅底薄层扫描，或多层螺旋CT和三维重建可以克服普通、常规CT的缺点。MRI能清晰显示畸形部位、形态以及伴随体征。

MRI对颅内动静脉畸形、动脉瘤、颅内肿瘤、炎性肉芽肿等疾病增强扫描风险较CT少，尤其MRI术前定位、定性诊断较CT有优势，但检查费用高，扫描时间长；随着软件系统的不断改造、开发，其成像时间缩短，图像清晰、逼真，更显示出优势来。

（三）肺、纵隔病变

CT、MRI各有优势。肺部疾病首选CT，尤其是血管内隐蔽部位。纵隔病变MRI较CT好，不用增强可以显示纵隔血管、淋巴结。当纵隔肿瘤与骨组织有关系时要选CT检查。当纵隔肿瘤累及椎管内，硬膜囊内、外和脊髓时，MRI较CT更有优势。

（四）肝、胆、胰、脾、肾、腹膜后间隙、盆腔疾病

CT、MRI、B超均可选用。一般检查顺序为先做腹部B超，CT、MRI根据腹部B超提示，按照临床医师的要求选用，可将病灶显示清楚。

（五）骨骼及其他病变

CT、MRI 均可。CT显示病变部位骨皮质、骨膜反应、骨质密度、骨小梁细微结构变化较X线平片有许多优势，但对骨骼病变的空间分辨率不如X线平片，可以通过局灶病变部位的调窗技术，采用骨窗MPR重建图像分析弥补。对病变的骨化、钙化平片较MRI清晰。MRI对骨骺、关节腔内软骨板、半月板、交叉韧带、骨髓腔内的改变优于CT。对于脊髓、关节、软骨、肌肉、软组织病变常规首选MRI。

八、临床医师如何填写CT检查申请单

CT检查申请单填写要求：需要影像诊断医师解决什么问题？在影像诊断中，临床医师提供的资料十分珍贵、有价值。临床上

许多疾病具有其内在特征性的表现，异病同征、同病异征的现象十分多见。在CT图像中表现为异病同征、同病异征的现象也十分常见。影像诊断医师大部分精力集中于图像资料分析、判断，仍需要结合临床医师提供的临床信息，并根据图像表现，对疾病进行诊断与鉴别诊断，必要时亲自对患者重新进行物理检查。因此，影像诊断中临床医师提供的临床资料准确无误，对CT诊断与鉴别诊断中的导向很重要，尤其在疑难疾病的诊断与鉴别诊断中更重要。

临床医师填写CT申请单时，一定要将患者的详细病史，包括症状出现的时间、其他伴随症状、相关化验结果、临床诊断、CT检查部位、目的等逐项填写清楚。最好将患者的住址、电话号码留下，以便随访病情。

影像诊断医师根据申请单的目的和要求，结合对临床资料的详细分析，进行检查部位的程序设置，以及在扫描中对病变部位进行加薄层扫描（例如：薄层的设置范围1~5mm）和扫描完成后图像的再处理等项目观察（例如：病变部位的区域放大，普通和常规CT的矢状位、冠状位重建，多层螺旋CT的MPR图像、三维图像、去骨三维旋转图像、仿内窥镜等的观察）。

一张重要、详细的CT申请单，作为临床医师与影像诊断医师交流信息的载体，也是医师为可能发生的医疗纠纷提供的原始法律依据、证据。作为医疗文书资料，一般CT室对CT申请单要保存多年。因此，在填写时不可马虎大意或字迹潦草，以免发生误导。

九、CT扫描前所需的相关化验及其他影像资料

1. 怀疑小儿颅内出血，如新生儿颅内出血、迟发性维生素K缺乏致颅内出血、血小板减少症、骨髓异常增殖症、血友病等，要携带小儿化验结果，如血常规、血小板计数、出凝血时间、凝血因子测定、肝肾功能检查等，必要时提供骨髓穿刺报告。

2. 做胸部、脊柱、四肢关节扫描时，要将患者的胸片及脊柱、骨关节X线平片（正、侧位）带来，供技师摆位及确定扫描

范围时参考。CT诊断医师对疾病诊断时需要参考，可从图像的三维空间考虑。对疾病作出全面的分析、判断。

3. 做腹部、盆腔CT扫描前，请将B超检查结果和图片备好，供CT诊断医师在选择病灶及书写诊断报告时参考。

因各种影像学检查都有其优势与不足，相互的参照、印证与互补很重要。必要时CT诊断医师陪同前往亲自做有关检查、重复检查是常有的事。因为认识一个疾病的过程是复杂的，不是凭简单的症状、体征对号入座。有时需要一个很好的团队集体努力才能做出准确诊断。笔者曾经遇一例53岁的女性患者因“胸腹水待查”辗转多家医院就医不得要领，来院进行CT检查后，全科数次集体讨论，仔细分析病例，多次复习外院的许多相关检查，又查阅了许多文献资料，考虑为卵巢肿瘤所致胸腹水。最后手术病理证实：卵巢癌。

对于外伤造成的颅底骨折，CT仅能显示间接体征——颅底积气，对于颅底骨折的发生部位明确显示比较困难，而在SPECT检查中，随着患者张口、进食、吞咽等一系列动作，不但可以显示颅底骨折部位，还可以显示外伤后颅底骨折导致脑脊液渗漏部位（局部显示放射性核素浓聚），为手术修补做定位诊断。

一般认为病理诊断为疾病的最终诊断。但在临床—影像—病理诊断中，有时也可发生很大的出入。笔者曾遇一例12岁男性，因腹部肿块手术。第一次当地医院病理诊断报告为腹膜后黏液性肿瘤，病理切片经北京协和医院、301医院、北京儿童医院、儿科研究所、天津肿瘤医院会诊有几种结果。第二次因腹部肿瘤复发，手术后病理会诊的最终诊断为腹膜横纹肌肉瘤。

有时候CT图片中直接征象不能发现疾病，但间接征象提示有病，例如：硬膜下血肿，CT仅能看到颅内中线结构移位，不能显示具体出血位置，解决办法：①继续临床观察病情变化；②进行MRI头颅检查，当T_1加权像、T_2加权像对比观察，一眼就能发现出血的量、发生部位、出血后血红蛋白处于演变期。

因此临床—病理以及各种影像检查结果相互补充在明确诊断

中很重要。

十、临床医师如何观察CT图片

一张可供诊断的CT图片，要求图像重建清晰、组织密度对比良好、无污染、无划痕、无各种异物及伪影。

以头颅CT片为例，阅片顺序应从颅底向颅顶逐层观察。每幅图片由上而下、从左到右、由中心到周边不要遗漏任何细节，而且要左右对比观察。尤其在骨盆、髋关节、下肢的疾病，左右同在一水平位的图像中，应用对比解剖思维方法，观察同层面患侧与健侧组织对比密度差异，只要稍有解剖、病理常识就可发现疾病所在。不同部位CT图像观察要求有以下几个方面。

1. *头颅CT图片*　观察颅骨的骨性结构是否完整、对称（以骨窗观察），小儿囟门未闭者是否有膨隆，颅骨骨缝是否增宽，乳突小房气化如何。当有外伤时，颅骨内外板障形态有否改变，是否出现骨皮质连续性中断，或有凹陷、骨折碎片移位，或蛛网膜下腔、颅内积气征等现象。

观察颅脑实质的正常解剖结构的形态有否异常，例如：脑室的形态有否扩大，或被挤压变形，或变窄。尤其三脑室的形态在急性脑水肿中最为敏感。中线结构是否居中。脑沟、脑回、脑池的形态是否对称，有否一侧扩大、受挤压、移位或消失。脑实质内有否异常钙化灶。

如果有病变则要观察病变的密度是否均匀一致，或混杂密度影，并要检测病变组织的CT值。

对病灶的具体观察：病灶的大小范围、边缘、境界，与正常组织间有否明确界限，病灶的周边有无低密度水肿带。

2. *在冠状图像定位的扫描部位*　例如胸腹、盆腔、髋关节、四肢骨骼等。在观察图像之前，首先要看病灶所在部位的计算机设定的扫描计划线，参照此定位线，然后参照正常横断解剖图，逐层观察图像。

3. *在矢状图像定位的扫描部位*　脊柱扫描，首先要观察设定扫描计划线是否通过所要求的扫描层面。例如：小儿椎间盘疾病，不通过椎间盘层面设定扫描线，就不可能显示本病，诊断结论也就无法下了。

4. CT图片上文件设定解释　以SD-3000TX机设定文件说明(表2-1)。

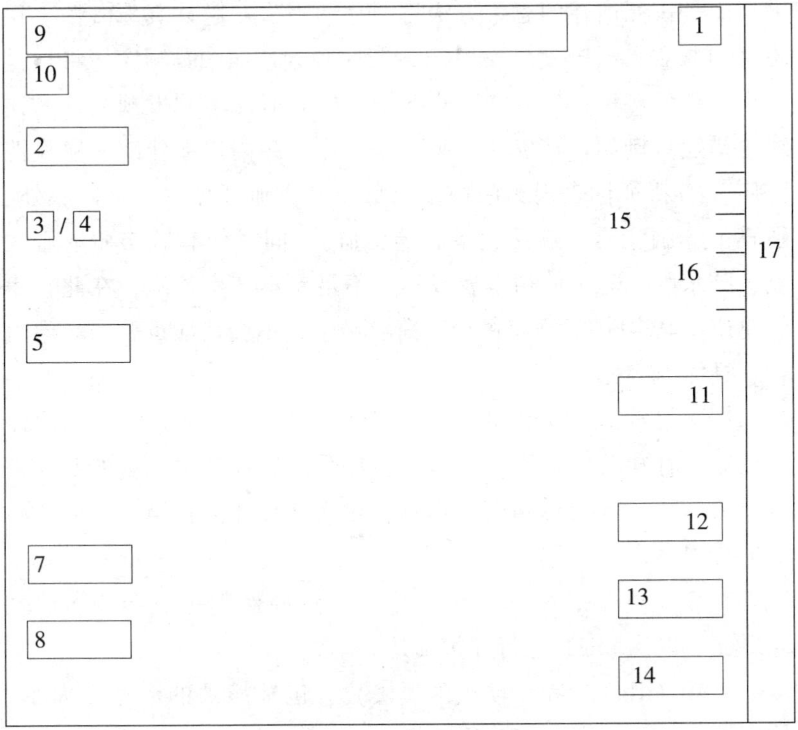

表2-1　SD-3000TX机设定文件

注：1 患者姓名。2 CT检查顺序号。3 性别。4 年龄。5 图像在D#盘中所占磁盘空间顺序号码。6 扫描选用的技术参数。7 扫描计算机重建成像的时间及每层图像的时间设定。8+9 计算机设定的窗口技术参数。10 医院的汉语拼音名称。11 图像顺序号。以Imaging的首写字母简写。12 图片成像时横断层面号，用s表示。在头颅扫描时，成像与横断层面号（11+12）为同步,所以阿拉伯数字一致；在其他部位，因有扫描定位计划线设定（详见本章节中CT基本知识一、二、三的内容），成像顺序号较横断层面号多一个数。13 CT机框架倾斜的角度。14 检查床距离0点定位线的距离。15 图像

中标明此方向为左侧。16 比例尺。17 图像灰阶度

以上内容在不同型号、不同品牌CT机、螺旋CT或多层螺旋CT机器中的图文设置中均有表示。其表示的方法、位置可能有些差异，但基本内容相似

十一、临床医师如何阅读、理解CT报告单（诊断结果）

当临床医师拿到CT报告和CT图片时，不要急于看CT诊断结果，而是按照前述的思维方法将图片、报告一起认真地阅读。在阅读CT报告单时，就会发现CT诊断医师会按照扫描顺序，将扫描过程发现的疾病征象（如同临床物理检查时的客观发现）一一详细地描述。例如：迟发性维生素缺乏症致颅内出血伴缺血缺氧性脑病，CT特征性表现为颅内多个部位有出血征象（包括硬膜外、硬膜下、脑实质、蛛网膜下腔等出血），同时伴有脑实质缺血缺氧、脑水肿。为了使初学者或经验不足者不产生忙乱，在此，我们建议按4W+I+S的顺序进行，简单易学，不会遗漏重要的影像内容。具体内容如下：

1. W（whose，谁的片子） 首先要将CT报告单与CT图片仔细核对，看姓名、年龄、性别、CT序号、扫描部位、目的要求是否一致。然后按CT诊断医师提示，对文字描述的扫描所见逐渐向下进行观察。

2. W（where，病灶在何处） CT诊断医师一般会按病灶发现层面（以Ix或Sx）进行详细描述。

3. W（what，病灶的具体描述） 包括病灶的形态、大小、轮廓、境界、密度、CT值等特征。

4. W（when，病灶在平扫时和增强扫描后） 其密度、形态、周边的变化特征，CT值的增加程度，病灶的CT直接征象和间接征象。

5. I 或D（imaging or diagnoses，为CT诊断医师对所观察的CT图像提出的初步印象或诊断意见） 在逻辑上允许提出数种疾病的诊断意见。但应有主次之分，有一定的倾向性，请临床医师结合

病人的临床情况作参考。

6. S（suggesting，建议临床医师做进一步的相关检查，或嘱咐病人定期复查）　如对骨肿瘤或骨病的患儿建议CT导向下骨穿刺介入检查，或增强扫描，或CT引导下肺穿刺活检。

十二、CT检查各部位扫描方法

（一）主要CT扫描方法的应用

1. 普通的、常规的CT扫描（也称平扫）　在小儿、成人CT检查中使用得很广泛，约占90%以上。用于头颅、眼、耳、鼻腔副鼻窦、颈部、胸部、腹部、盆腔、脊柱、四肢关节等部位的常规扫描。

2. 增强扫描　在平扫的基础上，为确定病变性质，或用于鉴别诊断。多采用快速静脉注射造影剂后，对预选的病灶层面进行快速扫描，或延迟扫描。用于肿瘤、炎性肉芽肿、血管畸形等疾病的诊断。近期文献报告造影剂在人体内代谢、排泄过程中，有致成人急、慢性肾功能障碍、肾衰竭的风险。小儿这方面的文献报道的病例少见，但为防止意外发生，在使用造影剂增强扫描前，要严格按照CT增强扫描前准备程序进行，减少不必要的检查意外与医疗纠纷发生。

3. CTA　即血管造影后螺旋CT显示的图像。包括动脉期、平衡期（毛细血管期）与静脉期的图像。采用螺旋CT扫描时，明显优势是扫描时间短，成像速度快。4层螺旋CT问世后，就出现了血管成像技术。由于信息量少，图像比较粗造，一些细节难以发现。16层螺旋CT血管造影，以0.5亚秒速度扫描,在速度上较4层螺旋CT提高了3倍,检查效率提高了1倍，造影剂使用的剂量减少了30%，信息采集数量较4层螺旋CT增加1倍，扫描时X线出线量减少一半。在完成心脏、血管造影检查时，仅需要屏气一瞬间即可完成扫描。2004年GE公司又推出64层容积CT，这种新CT可在10s完成全身大范围的检查，1s完成单脏器扫描。5s结束心脏扫描。

与16层螺旋CT相比较X线曝光时间缩短，为16层螺旋CT成像时所需X线计量、时间的1/4。还可以减少危重病人、心衰、心率加快、缺氧，或者病人不合作无法长时间屏气造成的心脏成像中的运动伪影。在血管造影中（CTA）造影剂使用剂量仅为4层螺旋CT计量的50%。

16层螺旋CT具有强大的图像后处理诊断系统（CTD），对影像诊断科、儿科医师作出小儿复杂的血管病变、先天畸形与先天变异之间的鉴别有很大的帮助。

（二）CT增强扫描时造影剂的选择及注意事项

1. CT常用造影剂的分类

（1）离子型：60%泛影葡胺为代表药物，碘含量为282~320mg/ml，渗透性为1500mol/(kg·H_2O)。以前用于静脉注射，现多用于腹部、盆腔器官CT扫描前胃肠准备。65% Angiografin（安其格纳芬），碘含量为306mg/ml，渗透性为1532mol/(kg·H_2O)。用于静脉注射增强对比扫描。

（2）非离子型：Uitravist（优维显）、Omnipaque（欧乃派克）。前者碘含量300mg/ml（350mg/ml，370mg/ml），渗透性610mol/(kg·H_2O)。

2. 增强扫描时造影剂选择的原则　离子型造影剂渗透性高，有一定的化学毒性。我们多推荐选择非离子型，其渗透性及过敏反应发生率低。小儿的使用剂量为每次1~2ml/kg。成人则用80~100ml。

3. CT增强扫描前准备

（1）询问病史及查体：患者有严重的心、肝、肾功能异常者禁用；有糖尿病，溶血性贫血，出血、凝血机制异常者禁用；曾有青霉素、磺胺药、其他药物过敏史及吃海带等食物过敏，或反复发作的急性喉头水肿、荨麻疹、皮肤划痕征阳性者慎用。

（2）使用前静脉注射过敏试验：在静脉注射前，向家长或陪人以及可以合作的患者讲清楚使用增强对比后可能发生的情况，并请家长、陪人或监护人双方面（家长/患者）填写使用造影剂志愿书，并与CT申请单一起长期保存。

（3）增强对比剂使用前过敏试验方法：常规使用所选用的增强对比造影剂，抽取1ml静脉注射。随后观察15min，如果出现流涕、打喷嚏、咳嗽、面部潮红、喉头发紧，或哭声嘶哑、咳嗽呈犬吠状，则为增强对比造影剂的过敏反应，应立即采取抗过敏措施，选择其他检查或建议MRI检查。在常规静脉注射应试验阴性者，患儿使用药前仍要在志愿书上认真填写文字记录。要继续观察当大剂量使用时是否出现迟缓过敏反应。

（4）增强对比造影剂出现过敏反应的急救（一般CT室均备有急救药品和氧气）

① 立即停止致敏源即造影剂的静脉注射，或按压紧急制动键(红色醒目键)，终止CT检查，按过敏性休克抢救。静脉注射地塞米松，皮下注射肾上腺素。

② 吸氧。氧流量要大，2~3L/min。鼻导管吸氧或面罩加压吸氧。

③ 将患者置于抗休克体位（头低臀足高位），测血压、脉搏、呼吸，保证静脉输液通畅。

④ 呼吸、心搏骤停，立即行心肺复苏。

⑤ 烦躁不安、惊厥，用安定、异丙嗪、鲁米那；口鼻分泌物多，可用东莨菪碱。

⑥ 严重皮肤黏膜过敏反应，用50%葡萄糖20ml加氢化可的松20mg，静脉注射，或用异丙嗪1~2mg/kg，肌肉注射。

⑦ 抢救措施实施的过程，可同时按压耳穴的神门、内分泌穴位。用手指尖或用大头针帽按压，刺激强度要大。

在抢救过程中也要做好详细的救治记录，以便生命体征恢复后转入急诊科、ICU或临床科室继续救治。

十三、CT检出异常的临床意义

（一）脑萎缩

脑萎缩是指由各种病因所致脑灰质减少，脑室和蛛网膜下腔形态扩大。小儿脑组织随年龄而处于不同发育阶段，正常两岁以下小儿，大脑白质处于髓质形成期，CT图像表现为脑灰、白质界限不清楚，脑沟、脑回裂隙增宽，但宽度范围小于5mm，如大于此值就有可能出现病理改变，或颅骨内板下至额叶间距离小于6mm，即颅骨内板下可见弧形低密度影。侧脑室宽度仅为同侧大脑半球的1/5，大于此值为脑室扩张。观察时要在同一层面左右对比。尤其有癫痫发作史，在局限性脑萎缩时，对比观察显得十分重要。3岁以后，小儿脑组织发育逐渐接近成人，CT图像显示脑组织丰富，灰、白质界限清晰，充满颅腔。颅骨内板下无弧形低密度影。CT图像中将脑萎缩分为弥漫性和局限性两种。

1. 弥漫性脑萎缩

（1）药物性：临床反复过量或长期使用肾上腺皮质激素治疗肾病综合征、小儿白血病（图2–20），肝豆状核变性长期服用青霉胺（图2–21），甘露醇大剂量静脉点滴，或抗癫痫药物均可致小儿脑内蛛网膜下腔增宽。

（2）有些全身性疾病的颅内表现：例如肝豆状核变性、白血病、苯丙酮尿症。

（3）缺血缺氧性脑病、迟发性维生素K缺乏致颅内出血、新生儿核黄疸、各种中毒性脑病经抢救后幸存儿。

（4）脑炎：例如乙脑、化脓性脑膜炎等。

（5）颅内血管先天畸形：如动静脉畸形、烟雾病等。

（6）脑发育畸形：TORCH综合征（图2–22）。

2. 局限性脑萎缩　仅表现为局限性脑沟、脑回增宽加深，脑池、蛛网膜下腔扩大。

（1）外伤性脑萎缩：见于颅脑外伤后3~6个月。脑挫裂伤、颅内血肿吸收或手术清除血肿后。

(2) 脑脓肿治疗痊愈后。

(3) 脑梗死后脑萎缩。

(4) 颅面血管瘤病：可见颅面部三叉神经分布区皮肤呈葡萄酒样色素斑。颅内显示颞、枕、顶部皮层软脑膜下血管瘤有粗大的锯齿状、脑回样钙化，伴局限性脑萎缩。

(5) 迟发性维生素K缺乏致颅内出血伴缺血缺氧性脑病，患病侧大脑半球脑萎缩（图2–23）。

(二) 基底节区低密度影的鉴别诊断及临床意义

CT图像中显示低密度影，发生部位在神经基底节区（包括尾状核、豆状核、屏状核、杏仁核）是CT诊断报告中常见的一种描述术语，成人多见脑血管性疾病。小儿也不少见，如法洛四联症合并脑梗死、外伤性脑梗死、一氧化碳中毒性脑病。就其形态、范围、轮廓、边缘、境界改变分为两种：

1. 脑梗死　是指低密度范围大于2cm者。

2. 腔隙性梗死（简称腔梗）　是指范围小于2cm者。其边缘、轮廓、境界模糊不清，形态有斑片状、点状、细条状低密度影。发生于基底节区呈对称性，或不对称性分布。CT值16~22Hu。包括溶血性尿毒症综合征、青霉素过敏性休克、外伤性脑梗死、法洛四联症合并脑梗死、一氧化碳中毒性脑病（图2–24）、肝豆状核变性等。本组疾病临床特征：急性颅内压增高、惊厥、神经系统定位损害（肝豆状核变性仅有神经系统定位损害，缺少颅内压增高症与惊厥）。观察图像时，一定要根据临床症状、体征具体分析。

3. 软化灶　在CT图像中也呈低密度影。但其边缘、境界清晰，密度均匀,呈脑脊液样密度，CT值0~10Hu或20Hu。多见于各种急性中毒性脑病、接种后脑炎、缺血缺氧性脑病等。这是病程超过3个月以上，且有神经组织缺血、缺氧、变性、水肿、坏死的病理改变所具有的共同表现。本组病例临床特征：患儿智力减退、癫痫发作、脑瘫，根据临床特征、中毒史及CT表现可以出疾病的诊断与鉴别诊断（图2–24，2–25）。

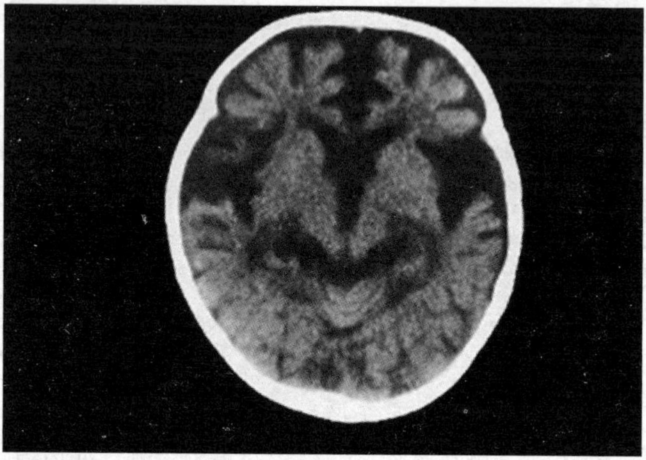

图2-20　白血病脑皮层萎缩CT观

男性，12岁。患急性淋巴细胞白血病，多次化疗后，已存活10年，头颅CT显示脑部皮层萎缩，脑沟、脑回、脑池增宽加深

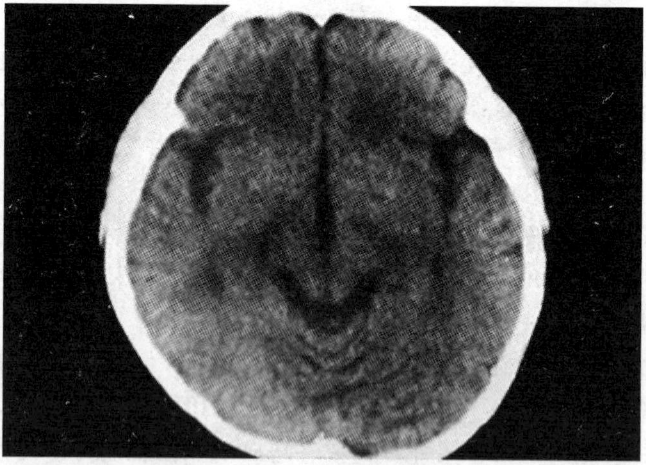

图2-21　肝豆状核变性脑部CT观

男性，14岁。两年前骨关节疼痛、隐性血尿，确诊肝豆状核变性。用青霉胺长期治疗后CT显示脑皮层萎缩

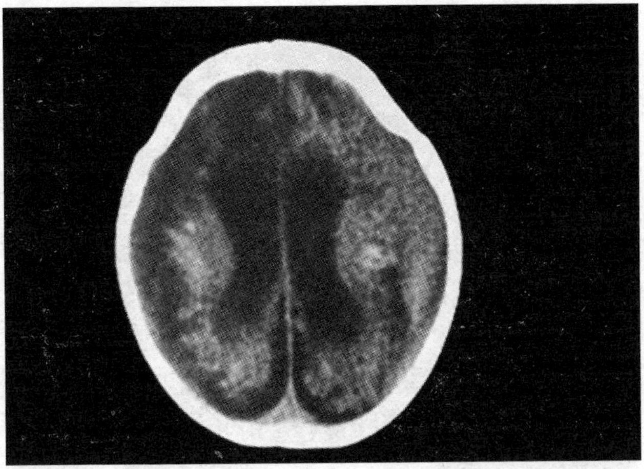

图2-22 TORCH综合征脑部CT观

男性，1岁。哭闹、不识亲人、动作智能落后。CT显示脑萎缩，脑回有粗大的钙化

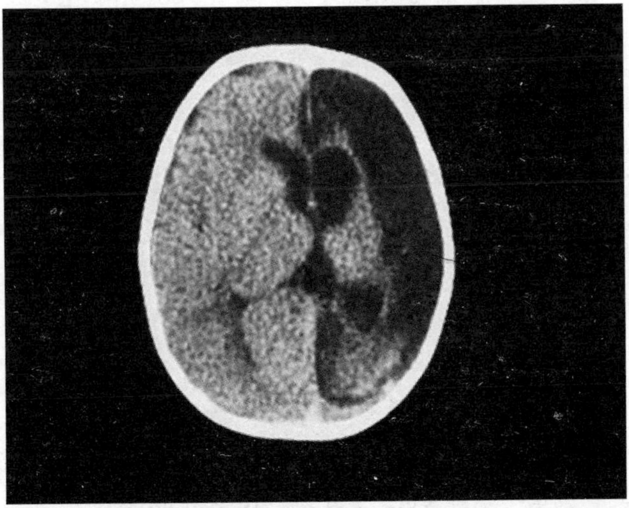

图2-23 迟发性维生素K缺乏致颅内出血伴缺血缺氧性脑病CT观

女性，83天。6个月前突然抽风、呕吐，诊断为迟发性维生素K缺乏致颅内出血伴缺血缺氧性脑病，经抢救存活。3个月后因右侧肢体活动不灵活检查，CT显示左侧大脑半球萎缩

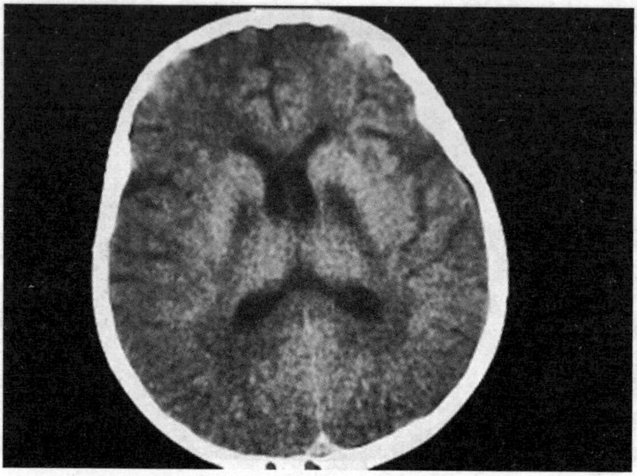

图2–24　一氧化碳中毒脑部CT观

女性，9岁。家人发现唤之不醒、尿失禁，居室内有煤炉。CT显示基底节区对称性低密度影

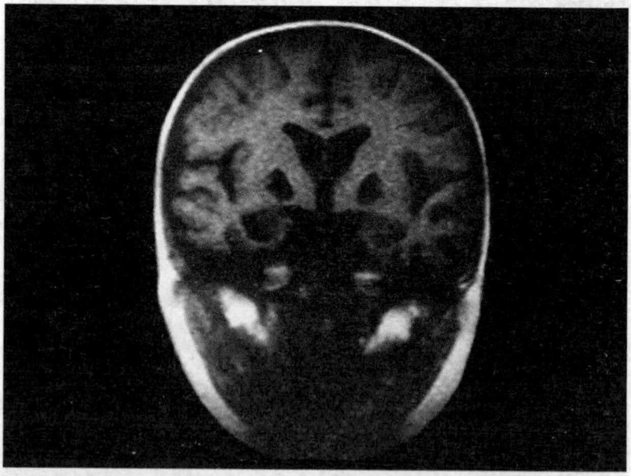

图2–25　甲型肝炎疫苗接种后脑炎MRI冠状位观

男性，3岁。接种甲型肝炎疫苗当晚发热，持续2周，热退后，逐渐出现肢体活动不便3个月。MRI：冠状位T_1加权像显示基底节区对称性低信号

（三）小儿颅内钙化的鉴别诊断及临床意义

小儿在正常生理情况下，出现双侧侧脑室脉络膜丛钙化，最早见于8岁。8岁前出现的颅内任何钙化均为病理性的改变，常见疾病如下。

1. 巨细胞病毒、单纯疱疹病毒及其他病毒感染后造成胎儿颅内损害　临床特征：新生儿期或婴儿早期（3个月以内）哭闹、智力低下、脑瘫、先天性白内障、眼球震颤、先天性心脏病等多种先天畸形。CT图像显示脑实质、脑室周围、室管膜下呈多发性钙化，为点状或弧线状，同时伴有小脑畸形、胼胝体和脑白质发育不良、脑积水、脑沟回畸形或脑贯通畸形等（图2-22）。

2. 脑囊虫病　多见于学龄期儿童。有抽风、头痛、恶心、呕吐，伴皮下结节。猪囊虫抗原、抗体，循环抗体测定阳性。脑电图异常。在慢性期或经治愈后CT图像可显示脑实质内有孤立的、多发的、散在的小圆形钙化斑，或细沙粒状钙化灶。

3. 结核病　本病多见于年长儿，文献报道仅占1%~6%，起病隐匿。有头痛、颈项强直、呕吐、恶心，脑膜刺激征阳性。脑脊液常规和生化检查见细胞增多，以淋巴细胞为主，蛋白增多，糖含量减低，放置后可形成一层薄膜。CT显示，约50%的病例在靠近颅底层面、鞍区有散在钙化灶，呈“靶征”，即圆形病灶中有钙斑，或位于颞顶叶呈破碎蛋壳状钙化。

4. 代谢性疾病

（1）甲状旁腺功能减低：患儿有惊厥、四肢抽搐、智力减退、皮肤粗糙等表现。血生化检查，血钙低、血磷高。尿钙、尿磷均降低。CT显示：双侧基底节区、丘脑、脑实质内对称性、直径0.5~1cm大小钙化灶（图2-26）。

（2）假-假性甲状旁腺功能减低：患儿抽风、智力正常或减低，曾有颅外伤史。血生化检查，血钙、血磷均正常 。CT显示：双侧基底节区、丘脑对称性钙化灶（图2-27）。

5. 遗传代谢性疾病

（1）Cockayne综合征：本病为常染色体隐性遗传病。小儿出生正常，1岁后逐渐出现头围小、共济失调、视网膜色素异常。CT显示：基底节区呈蝶翼状钙化。脑实质、小脑、脑干可见斑点状钙化。同时有脑萎缩，脑干萎缩明显。

（2）Fahr's病：为常染色体隐性遗传病，有家族史。主要由于铁、钙代谢紊乱，沉积于基底节区。患儿有智力障碍、抽搐、小脑共济失调、尿崩症等。CT显示：大脑皮层、基底节区、小脑、脑干多发钙化灶。

6. 颅内先天异常

（1）颅面血管瘤病：包括面部血管瘤痣，患儿有惊厥、轻瘫、进行性智力减退。CT显示颞、枕、顶部（血管瘤痣同侧）大脑皮质呈脑回状或粗大锯齿状钙化伴局部脑萎缩（图2-28）。

（2）结节性硬化：患儿有惊厥，常伴智力低下、皮肤色素变浅，或有皮赘样、蜡质样皮质腺瘤。CT显示位于室管膜下或附近区域结节状、斑片状钙化灶（图2-29，2-30）。

（3）颅内血管病变

①颅内动脉瘤：小儿罕见。临床特征：有搏动性头痛、呕吐、血压升高。CT显示动脉瘤内有点状钙化。CTA可显示动脉瘤有强化改变。

②动静脉畸形（aterio venous malformation，AVM）：本病为小儿常见的血管畸形。表现为发作性偏瘫等。CT扫描显示，额顶部或大脑中动脉供血区内有混杂密度影，呈斑点状或点状钙化。增强扫描后，或CTA可见畸形的血管影呈团状强化或纡曲状强化，三维重建图像更是逼真、形象，完整显示畸形所有部位及供血、引流血管（详见第三册出血性脑卒中）。MRI可显示病变区有血管流空效应。MRI可直接显示血管畸形所在部位、形态。

7. 颅内肿瘤所见钙化

（1）颅咽管瘤：多见于学龄期儿童。临床特征：有头痛、恶心、呕吐、视力减退。CT显示鞍区、鞍上区有等－低密度囊性肿块，周边呈蛋壳状或不规则钙化。增强扫描仅见壁钙化。

(2) 室管膜瘤、髓母细胞瘤：多见于幼儿、学龄前期儿童。临床特征：头痛、恶心、呕吐，进行性颅内压增高，颈项强直，眩晕，共济失调。CT平扫软组织窗显示：后颅凹靠中线、小脑蚓部有一边界不清的肿块影，呈类圆形，为等 – 略高密度，内有不规则形钙化。增强扫描可见肿块内有强化，同时可见梗阻性脑积水。

(3) 巨大垂体腺瘤：少见。临床特征：头痛、恶心、呕吐，慢性颅内压增高症，视力障碍。CT平扫显示鞍上区约5%的病例呈蛋壳状钙化灶。增强扫描后肿瘤区内强化不明显，仅瘤壁有强化。术前与颅咽管瘤不易鉴别。

(4) 维生素D中毒：多见于婴儿。有药物过量史。可有发热、烦躁、厌食、口渴、多饮多尿、皮肤油腻、皮下小结节、血钙增加。CT显示颅内多发钙化灶。

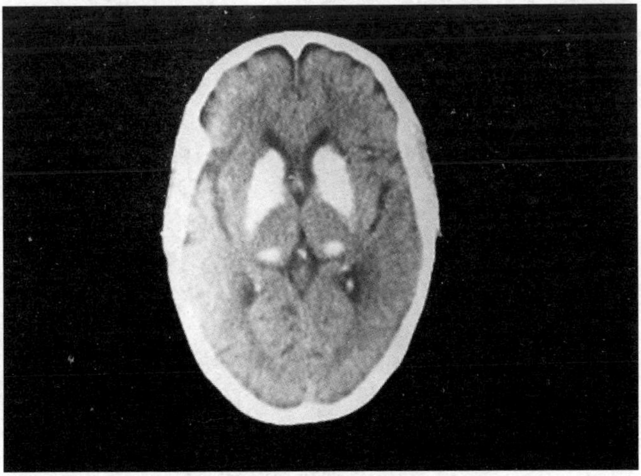

图2–26　甲状旁腺功能减退CT观

男性，12岁。反复抽风8年伴智力低下。血生化示血钙低，血磷高。尿钙、尿磷均低。CT显示：基底节区对称性钙化灶

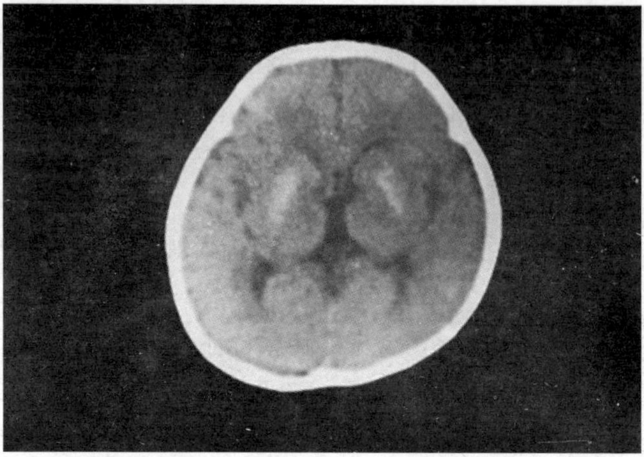

图2–27　假–假性甲状旁腺功能减退CT观

男性，2岁。头部外伤后，间断性抽风4次。血生化示血钙、血磷均正常。CT显示：基底节区对称性钙化灶

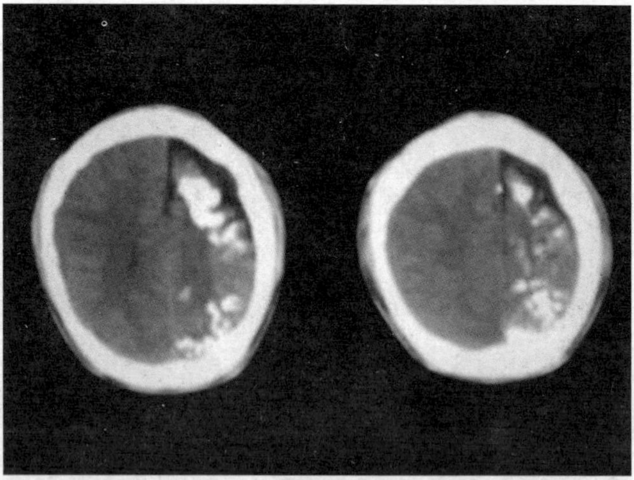

图2–28　颅面血管瘤病CT观

男性，16岁。抽搐、智力低下，右侧肢体无力5年。查体：左侧颜面可见葡萄酒样色素斑。右侧下肢肌力减退，锥体束征阳性。CT可见左枕顶叶粗大的脑沟回样钙化

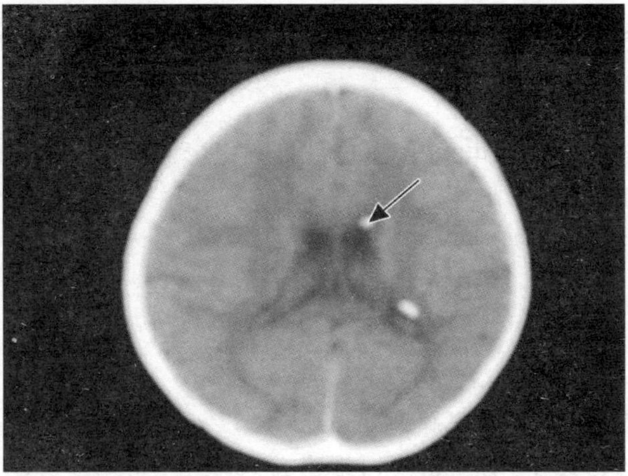

图2-29 结节性硬化CT观

男性，13岁。抽搐、智力低下、皮疹10年。查体：颜面、四肢伸侧可见蜡滴状隆起及片状皮肤脱色素。神经系统无病理体征。头颅CT：可见左室管膜结节状钙化，脑实质内也见等密度结节影

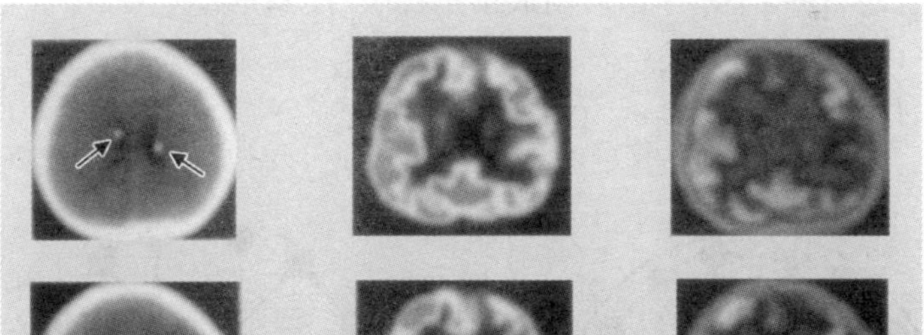

图2-30 结节性硬化PET/CT观

男性，15岁。抽搐、智力低下、皮疹10年。查体：颜面、四肢伸侧可见蜡滴状隆起，片状皮肤脱色素变淡，及牛乳－咖啡斑。神经系统无病理体征。头颅PET/CT可见室管膜下对称性结节状钙化（↑）。脑实质内也见等密度结节影。PET与PET/CT融合图像显示钙化结节呈放射性核素摄取减低

十四、CT新进展

（一）CT发展史

CT扫描仪:全称电子计算机X线断层摄影，英文为computerized tomography，简称CT。

1. 世界CT发展史

（1）1973年，美国 Mayo Clinic 和麻省总医院安装颅脑CT。

（2）1974年，美国George Town医疗中心工程师Ledley设计出全身CT，1976年开始应用。

（3）1989年，出现螺旋（Spiral）CT （体积扫描）。

（4）1992年，Elscint公司推出首台双层CT,开多层CT先河。

（5）2001年，16层CT问世。

（6）2003年，中国引进首台16层螺旋CT。

2. 中国CT发展史

（1）1983年，中国研制成第一台颅脑CT。

（2）1990年，中国研制成第三代全身CT。

（二）CT的分类

1. 第一代、第二代（图2–31）

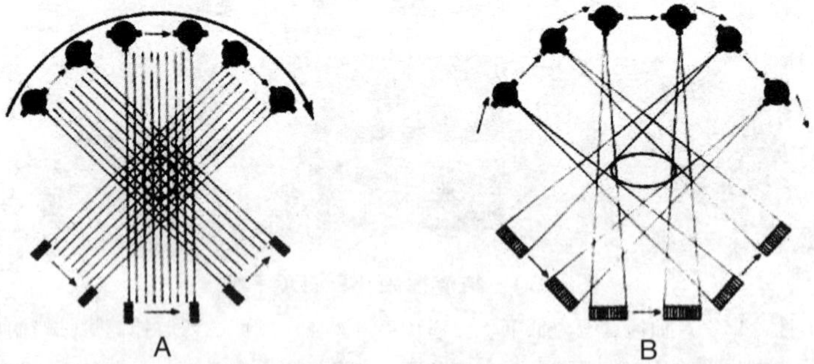

图2–31　CT球管探测器运动模式图

A. 第一代CT为旋转 – 平移扫描方式，属头颅专用机。扫描X线束为笔形束，探测器2~3个。B. 第二代CT机仍为旋转 – 平移扫描方式。扫描X线束由笔形改为5°~20°的小扇形，探测器3~30个

2. 第三代、第四代（图2–32）

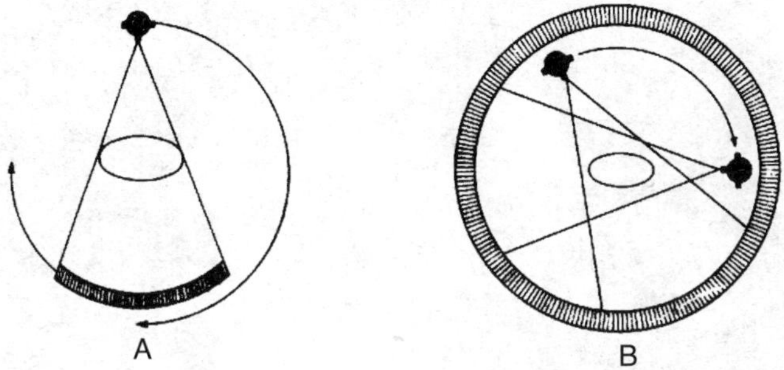

图2–32　CT球管探测模式图

A. 第三代CT机改变了扫描方式，为旋转 – 旋转方式，可全身扫描，X射线束30°~45°扇形束，探测器数目300~800个，扫描时间2~9s。B. 第四代CT机的扫描方式只有球管的旋转，X线束为50°~90°，扫描速度1~5s，探测口可达600~1500个

3. 第五代（图2–33~2–38）　成像时间短（0.05s），适合动态心脏成像，其他器官图像与螺旋CT 相同。

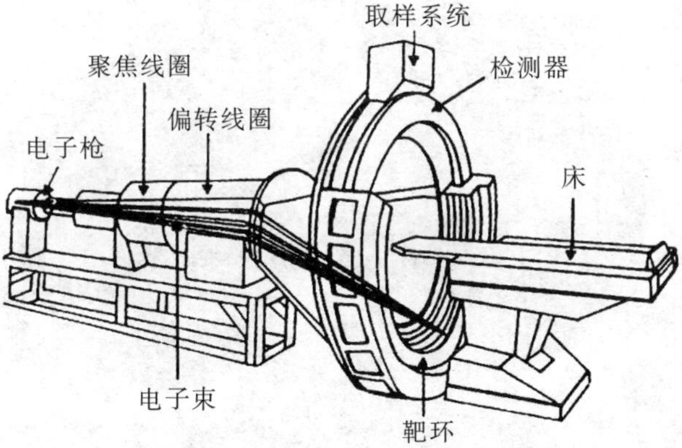

图2–33　第五代EBCT模式图

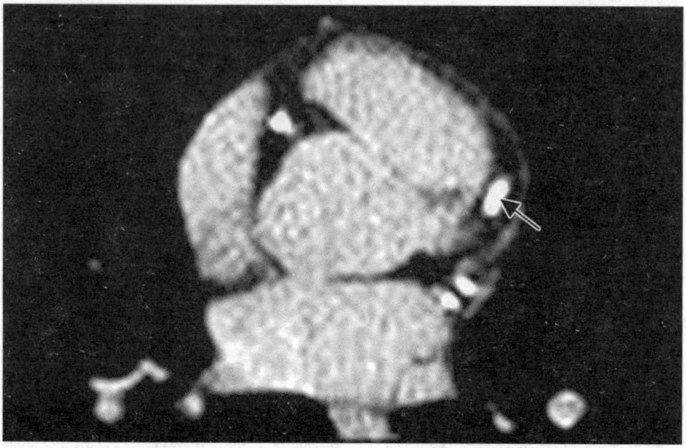

图2-34 EBCT应用。冠状动脉钙化评估（↑）

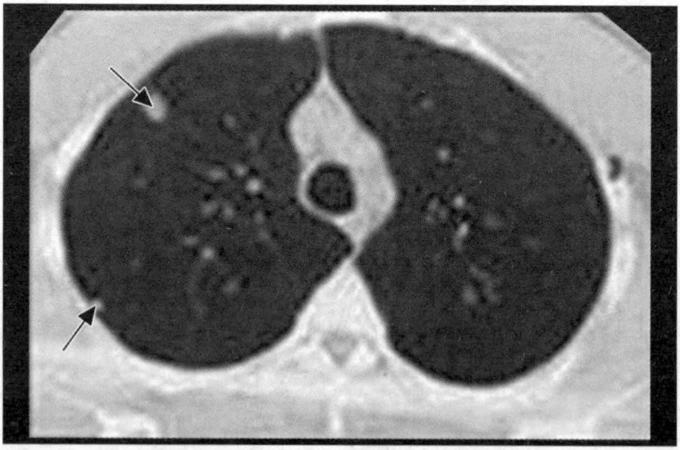

图2-35 EBCT应用。肺部低强度成像，显示肺内结节

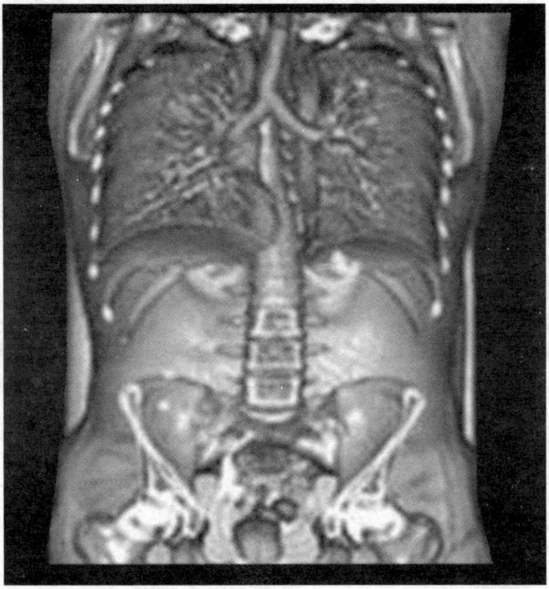

图2-36　EBCT应用。胸、盆、腹腔电子束成像

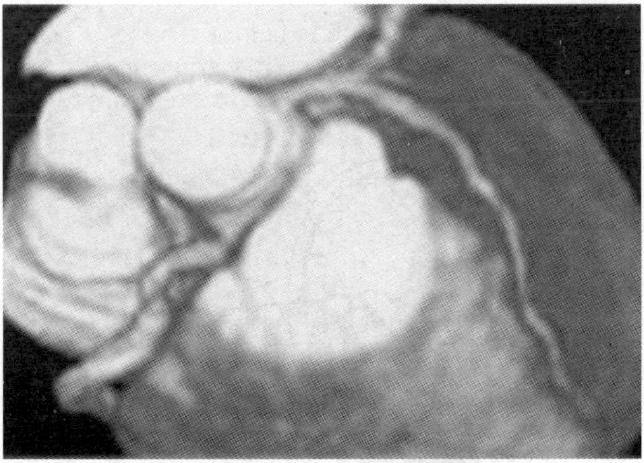

图2-37　EBCT应用。冠状动脉成像

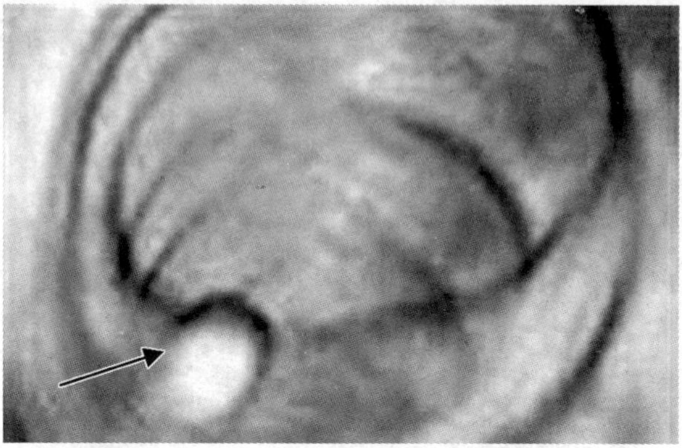

图2-38 EBCT应用。结肠成像，其中丘样凸起为结肠息肉（↑）

（三）螺旋CT(Spiral CT)(图2-39)的特点

1. 采用滑环技术，使球管沿相同方向能连续旋转；

2. 采用螺旋扫描（体积扫描）；

3. 图像重建算法采用图像数据内插法；

4. 通过图像重建可以获得任意方向剖面像（MPR）；

5. 可进行虚拟CT扫描：虚拟肠镜、胃镜等（CTVE）；

6. 减小部分容积效应的伪影；

7. 单次屏住呼吸可完成整个部位扫描。

螺旋CT对腹部扫描示意图扫描区域为胃，仰卧，手置于头顶（图2-40，2-41）。

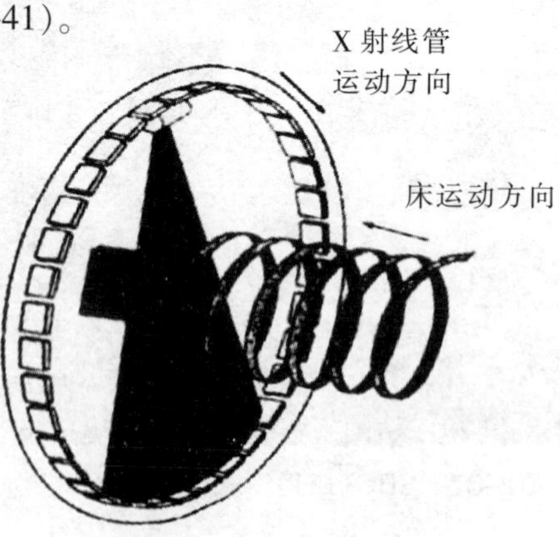

图2-39 螺旋CT模式图

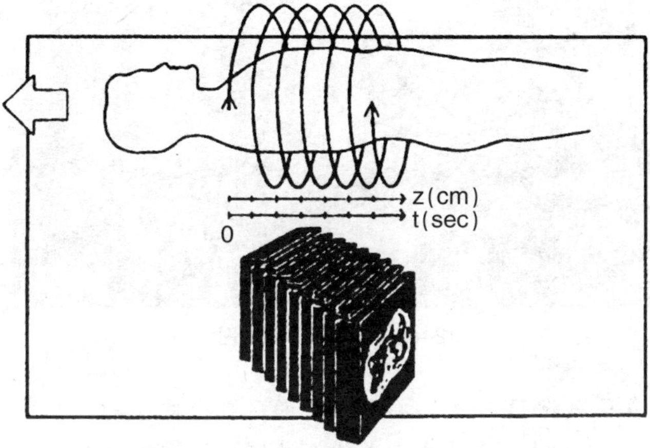

图2-40　螺旋CT模式图

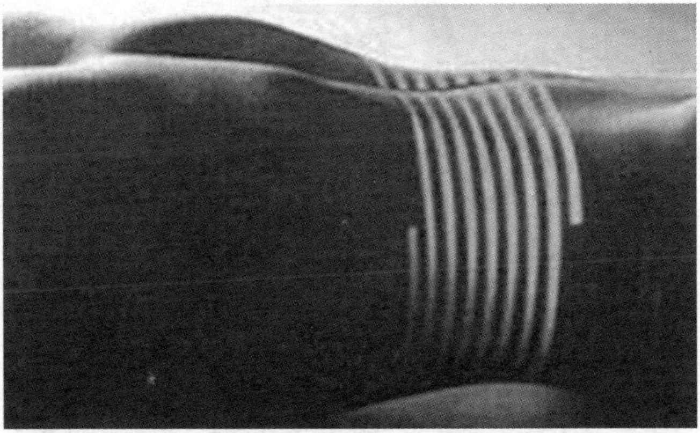

图2-41　螺旋CT模式图

(四) 多层螺旋CT

1. 单层螺旋CT机与普通CT机的区别（图2-42）

(1) 普通：获得二维图像，扫描速度慢。

(2) 单层螺旋：滑环技术的应用——连续扫描，可获得三维(3D) 图像，扫描速度大大加快。

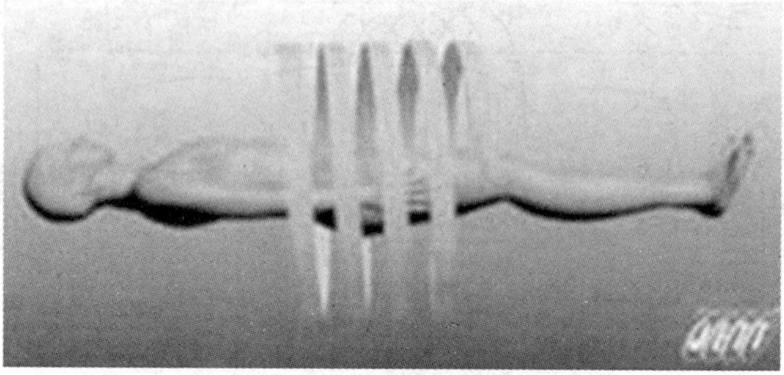

图2-42 螺旋CT模式图

2. 多层螺旋CT与单层螺旋CT机的区别（图2-43）

（1）单层：扇形X线束，单排探测器，扫描速度快（1s/圈）。

（2）多层：锥形X线束，多排探测器，扫描速度更快，为亚秒级（可达0.3s/圈）。

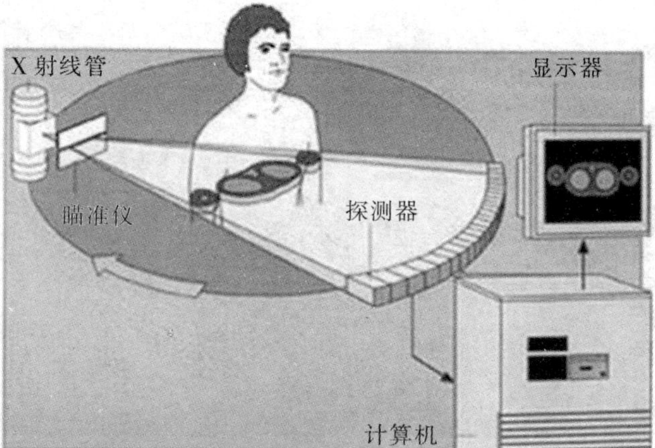

图2-43 多层螺旋CT模式图

3. 多层螺旋CT的优点

（1）扫描时间快：一是球管每周旋转时间的缩短,目前最短的已经达到0.3s；二是检查时间的减少,由于多层CT的纵轴覆盖范围已经达到几十毫米,球管每旋转1周等于单层CT旋转十几周甚至几十周。

(2) 各向同性扫描：是多层螺旋CT的最大优势之一。这个优势的结果就是可以用后处理方式获得CT直接扫描不可能获得的冠状、矢状和任意角度斜位图像,而且这些图像的空间分辨力和密度分辨力与直接扫描的图像完全一致。另外还可以三维显示例如大血管、骨骼等的立体解剖关系。这样就摆脱了以往CT只能横轴位观察的尴尬,为疾病诊断提供更多的解剖和病理信息。

4. 多层螺旋CT的特殊功能

(1) 体积重现 (volume rendering technique, VRT)：是射线通过容积数据时所有像素总合的图像显示，利用了所有扫描信息，是一种较高级的重建方式，并能通过任意手工选择层面，任意方位进行切割和旋转，能较为满意地显示骨的结构的改变（图2-44~2-46）。

(2) 多平面图像重组 (multiple plannar reconstruction, MPR)：CT多平面图像重组是指在任意平面对容积资料进行多个平面分层重组，重组的平面可有冠状、矢状、斜面及曲面等任意平面，能从多个平面和角度更为细致地分析病变的内部结构及与周围组织的关系，其成像快，操作方便，已在临床上广泛应用(图2-47)。

(3) 曲面成像 (curved plane reconstruction, CPR)：在脊柱、肋骨、颌面的成像有很大优势。

(4) 表面遮盖法 (surface shadeddisplay, SSD)：是被扫描物体表面像素的数字模拟成像，对在图像中阈值范围内的像素做等密度处理，其对肋骨的立体显示全貌效果好。由于SSD有逐层编辑功能，故在显示骨关节骨折错位等方面效果好。且可应用于体积的测量，如脑出血量的测量等。

(5) 最大密度投影 (MIP)：可真实地反映密度变化,对比度高,图像看起来类似X 线平片,具有任意角度旋转的特性和可切割到兴趣区外重叠部分的功能,较平片更方便显示某一特定兴趣区。

以上多层螺旋CT图像后处理方式排序，按照临床医师习惯再按系统分类编排如下（图2-44~2-100）：

骨骼系统成像

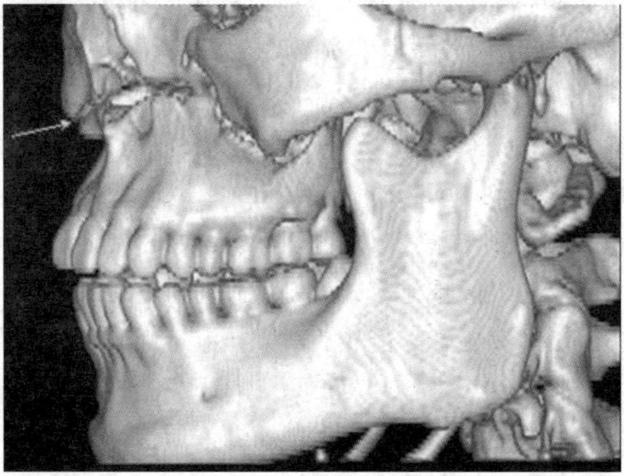

图2-44 Lerfort骨折侧位（↑）

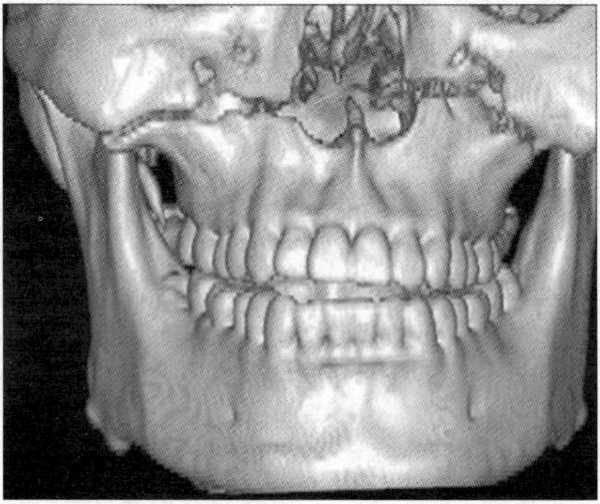

图2-45 Lerfort骨折正位

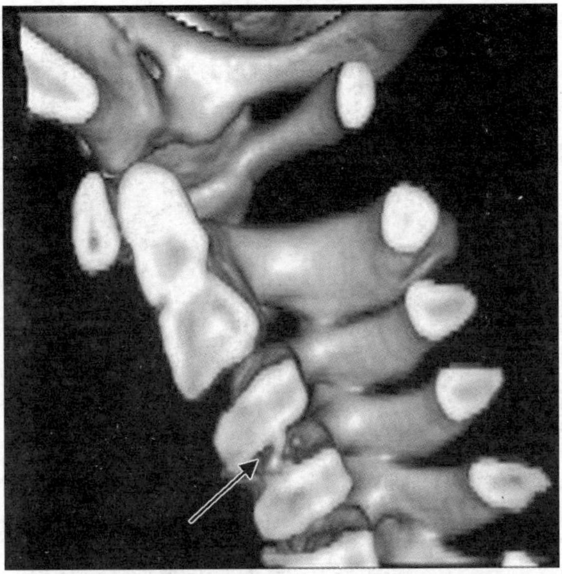

图2–46　小儿C_3~C_4椎间盘钙化（↑）

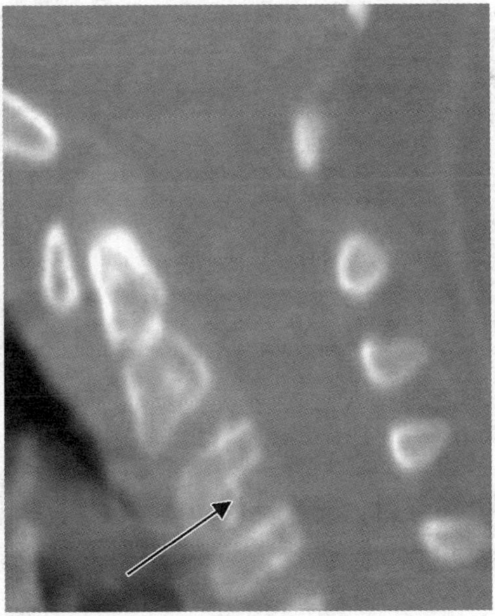

图2–47　同一病例小儿C_3~C_4椎间盘钙化MPR（矢状面）重建图（↑）

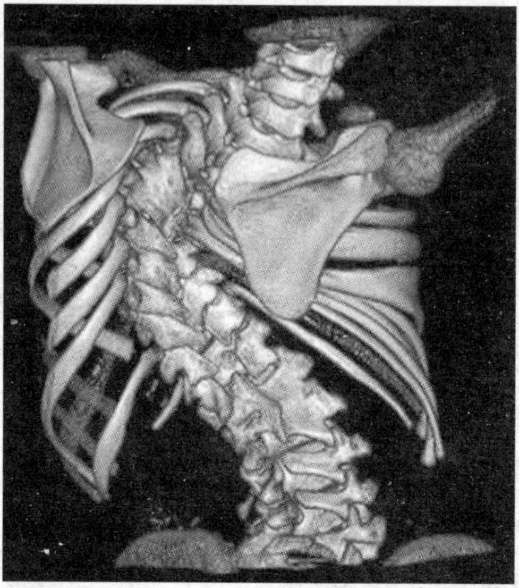

图2-48　脊柱侧弯VR像

可见脊柱侧弯脊柱裂、椎体畸形、融合、旋转、肋骨畸形等

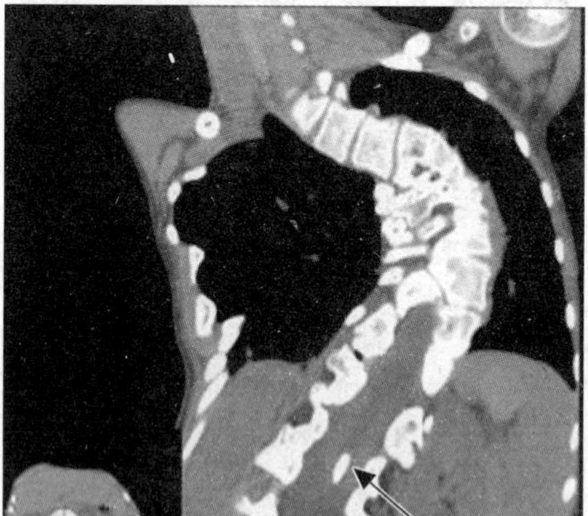

图2-49　脊髓纵裂VR像

同一病例。脊柱侧弯畸形，可见椎管内骨性分隔的纵裂畸形（↑）

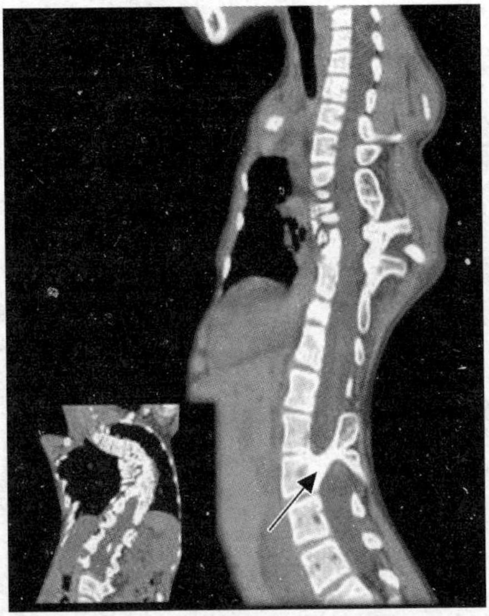

图2–50　脊髓纵裂CPR像

同一病例。矢状位显示椎管内骨性分隔的纵裂畸形（↑）

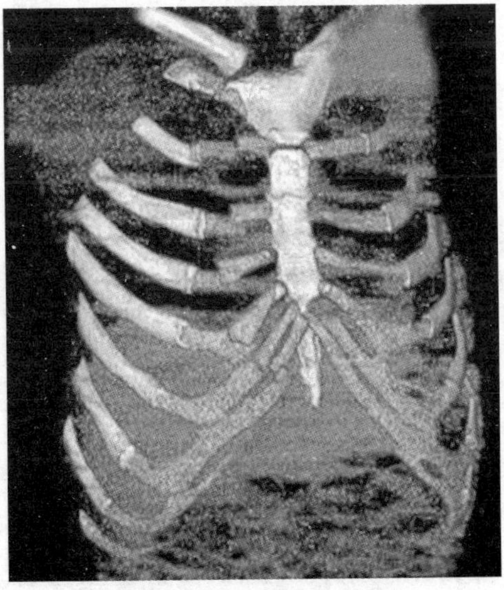

图2–51　肋软骨骨折VR像

可见右侧2~7肋软骨不连片及断端不同程度错位，胸骨体的等胸肋关节上方骨折

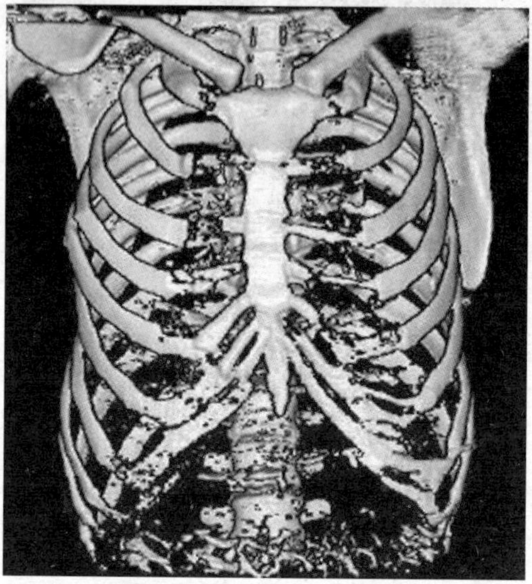

图2-52　肋软骨骨折SSD像

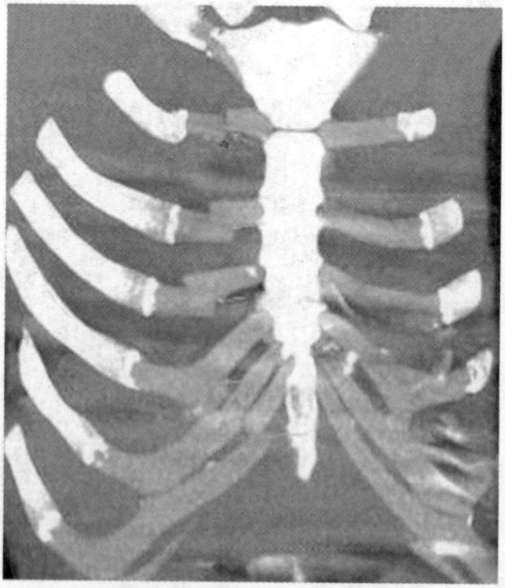

图2-53　肋软骨骨折MIP像

可清楚显示各肋软骨骨折细节

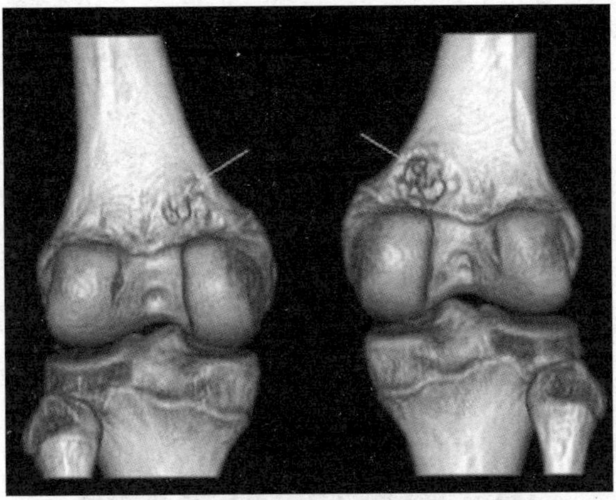

图2-54 纤维骨皮质缺损VR像

双侧股骨下端内侧髁间窝旁有凹凸不平的骨缺损（↑）

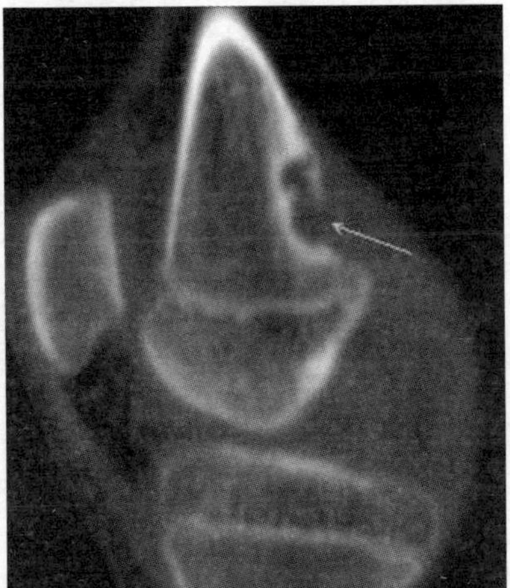

图2-55 纤维骨皮质缺损MPR像

同一病例。矢状位显示骨皮质缺损的范围，缺损周边有骨破坏（↑）

心、脑、血管成像

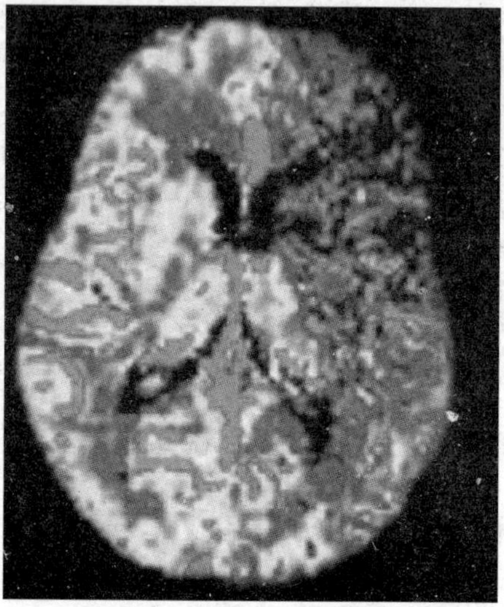

图2-56 脑血管血流灌注CTA成像

可见左侧大脑中动脉是缺血性脑梗死

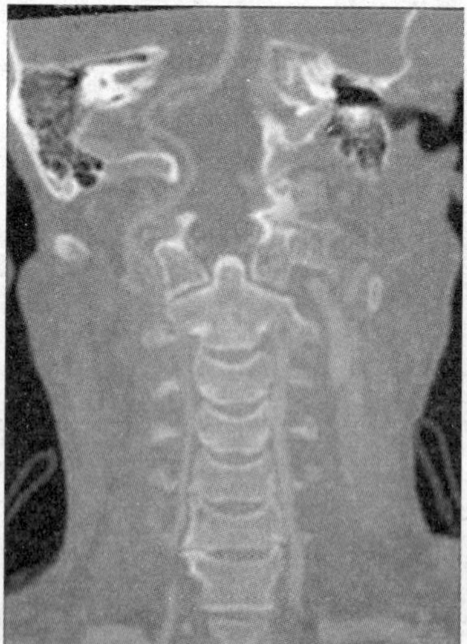

图2-57 椎动脉狭窄CPR成像

右侧椎动脉明显狭窄

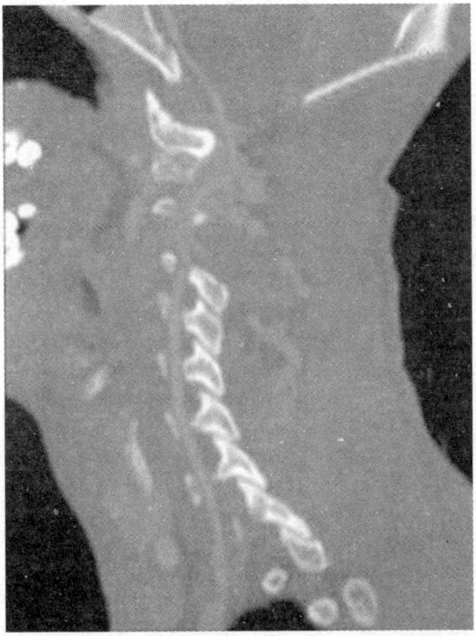

图2-58　右侧椎动脉狭窄CPR成像

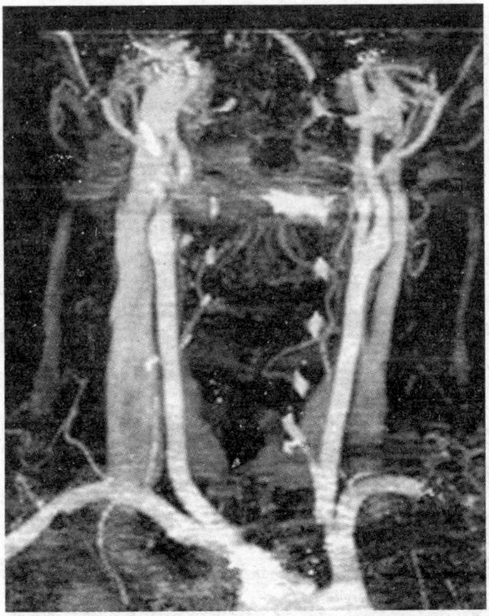

图2-59　颈血管MIP成像

其中高密度为动脉，等密度血管为静脉

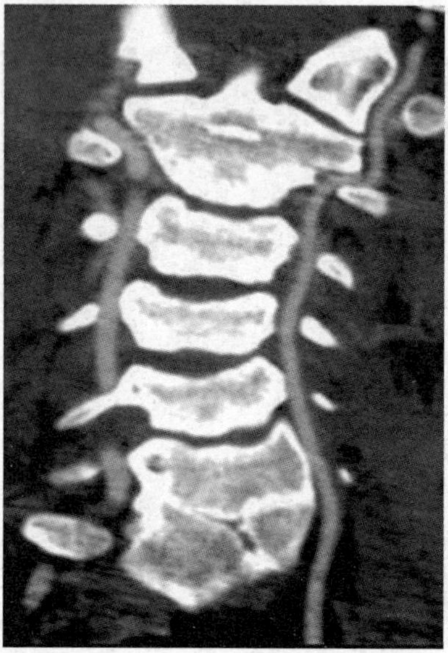

图2-60　椎动脉MIP成像

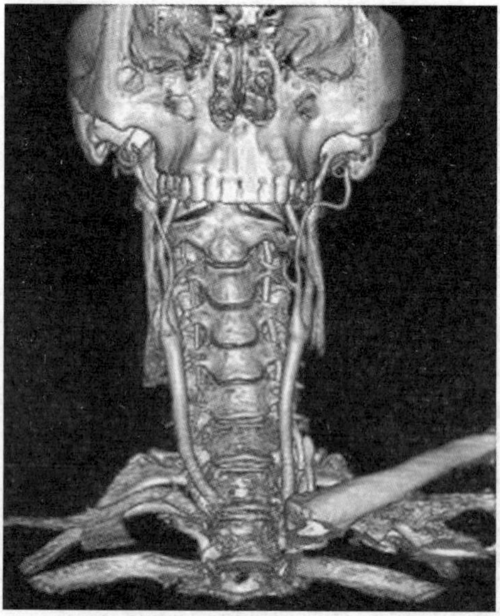

图2-61　颈血管CTA成像VR像

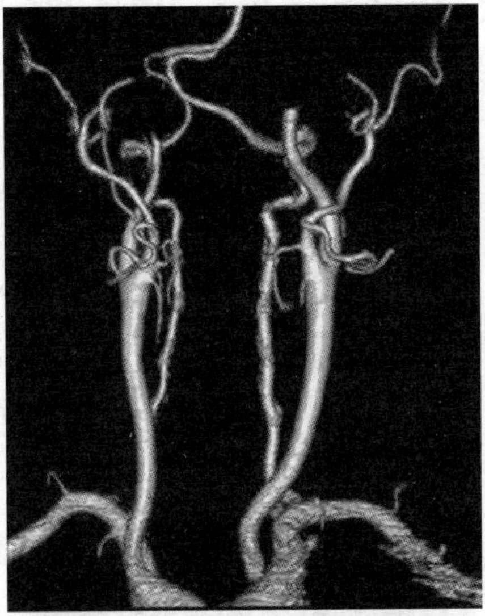

图2-62　颈血管CTA血管树成像

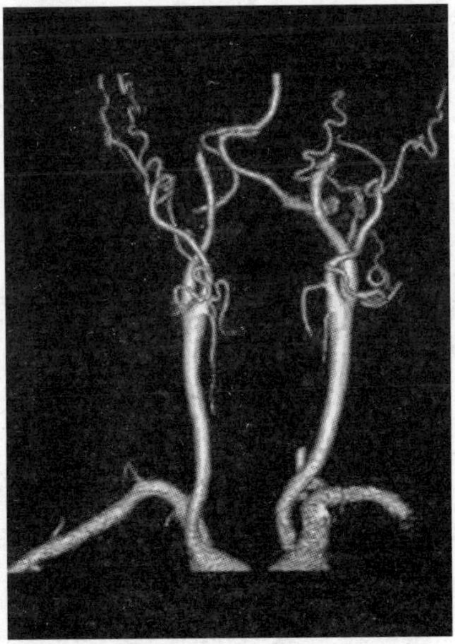

图2-63　颈总动脉血管CTA成像

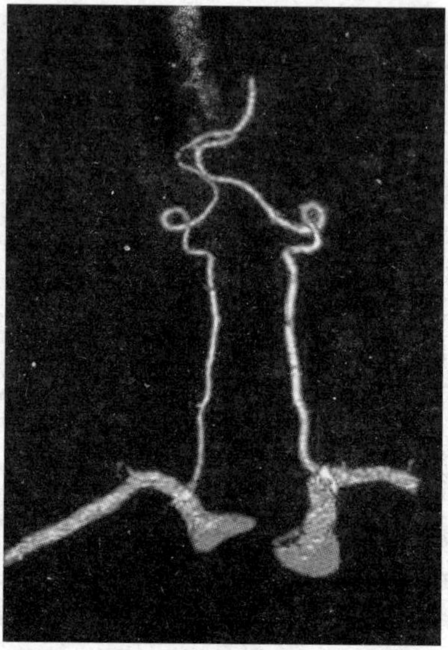

图2-64　椎动脉血管CTA成像

右侧椎动脉狭窄

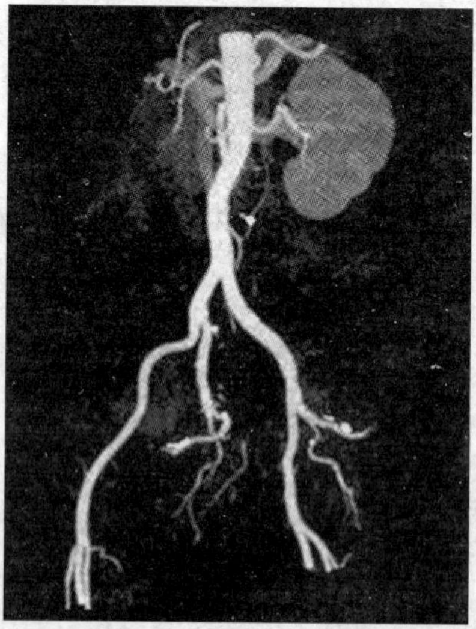

图2-65　动脉粥样硬化MIP成像

可见腹主动脉、髂内动脉及多分支动脉血管内钙化影

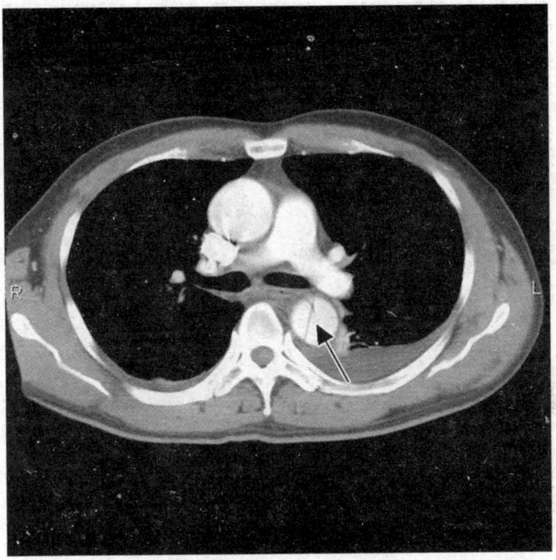

图2-66　主动脉夹层CTA术前横断位

主动脉夹层CTA术前横断位可见夹层的真假腔

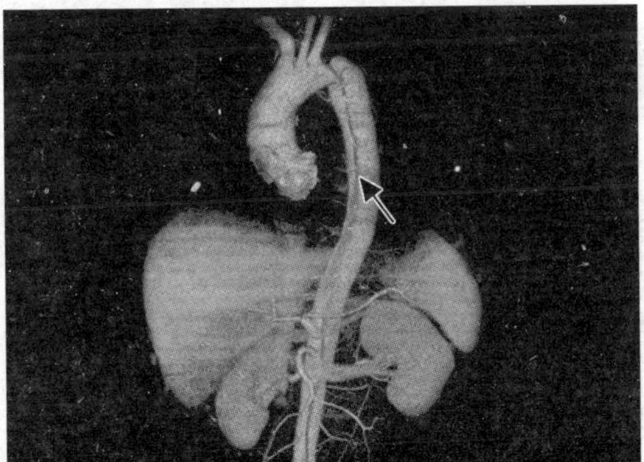

图2-67　主动脉夹层术前矢状位MIP成像

同一病例。主动脉夹层CTA术前三维冠状位重建成像，可见夹层的真假腔以及动脉管壁撕裂的周围一直延伸至髂内动脉

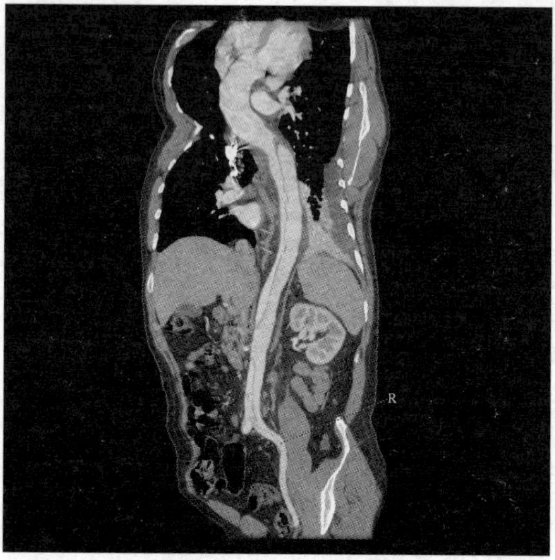

图2-68　主动脉夹层术前矢状位

同一病例。主动脉夹层撕裂范围至髂总动脉

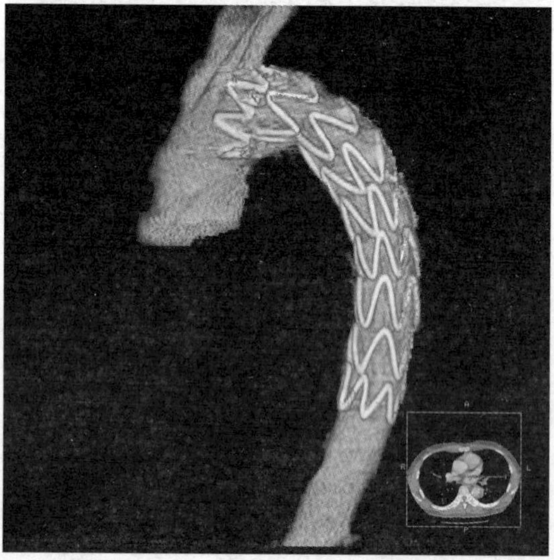

图2-69　主动脉夹层术后重建图像

同一病例。可见胸主动脉内的金属支架影

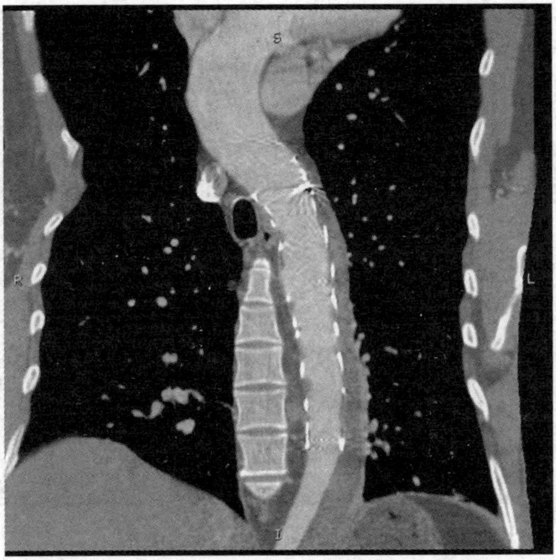

图2-70 主动脉夹层术后MPR冠状位重建

同一病例。CT扫描后MPR重建可见金属内支架

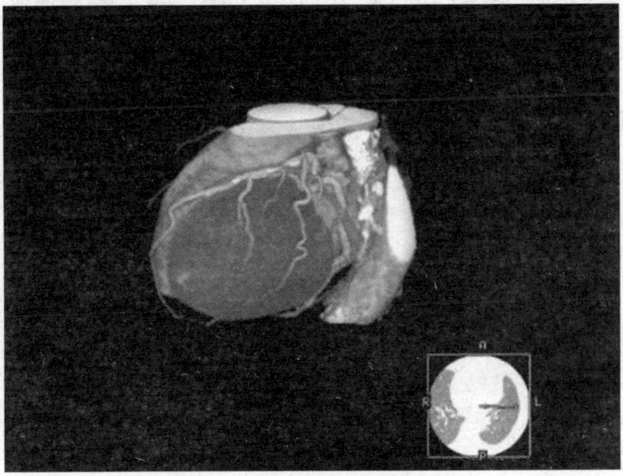

图2-71 冠状动脉MIP重建成像

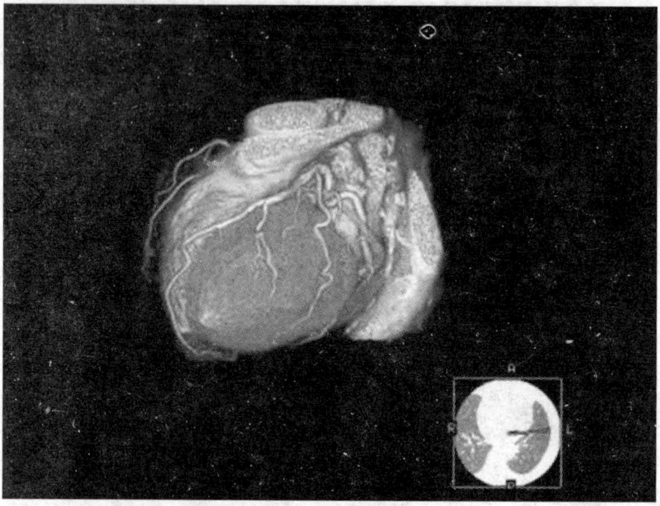

图2-72 冠状动脉MIP重建成像

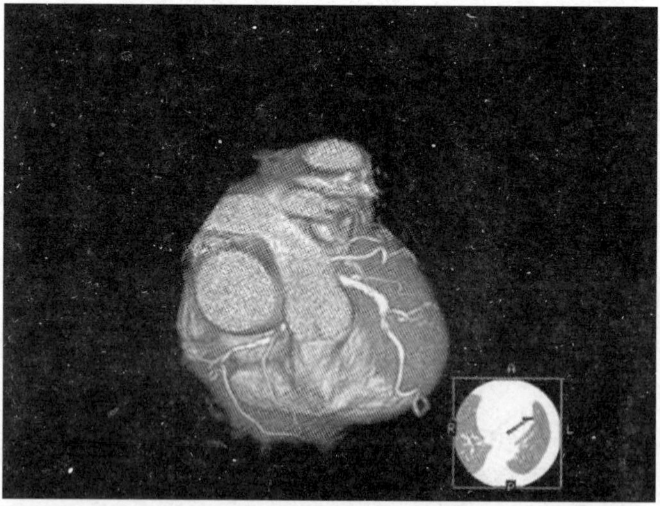

图2-73 冠状动脉MIP重建成像

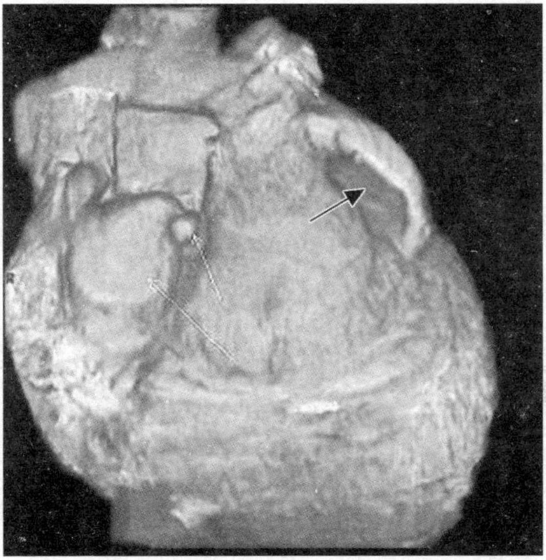

图2–74　川崎病冠脉内血栓形成VR像

可见冠脉内有低密度血栓形成（↑）

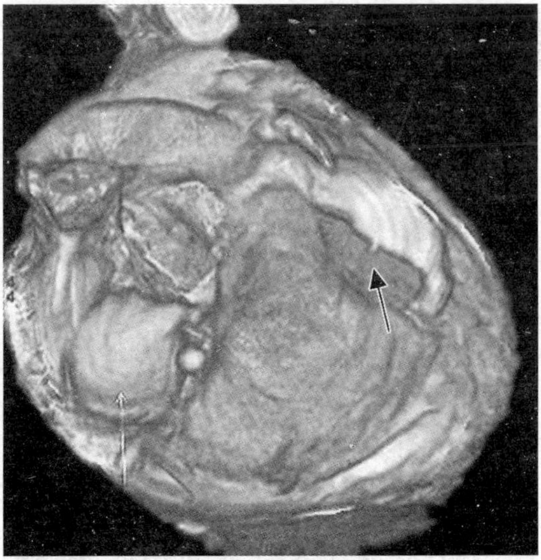

图2–75　川崎病冠脉内血栓形成VR像

同一病例。白色箭头指出冠脉内血栓形成（↑）

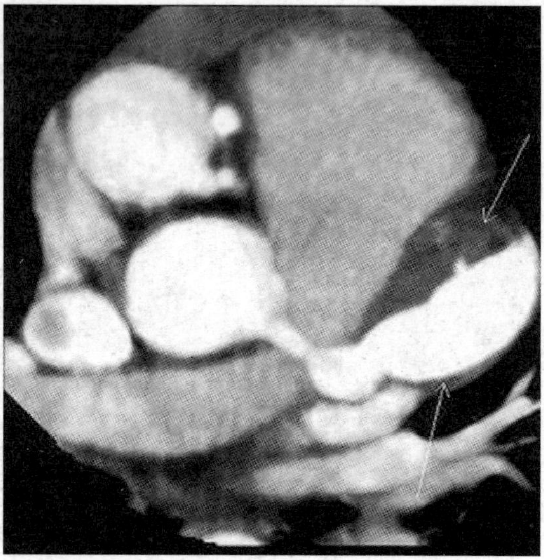

图2–76　川崎病冠脉内血栓形成MIP像

同一病例。可见显示冠状动脉血栓形成（↑）

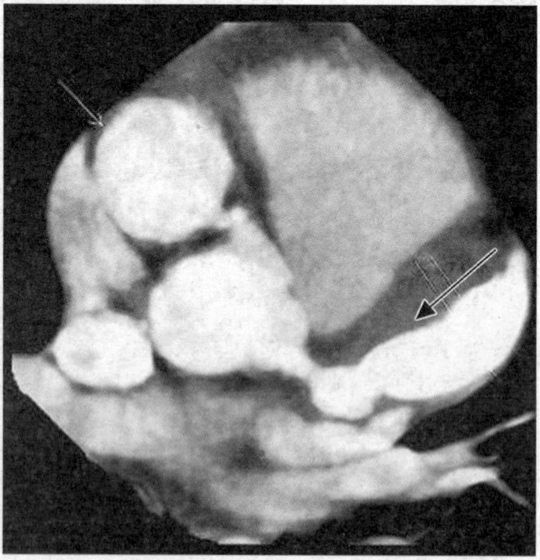

图2–77　川崎病冠脉内血栓形成MIP像

同一病例。仍见冠脉内有新月形血栓形成。右上呈新月形，左冠状呈宽带形

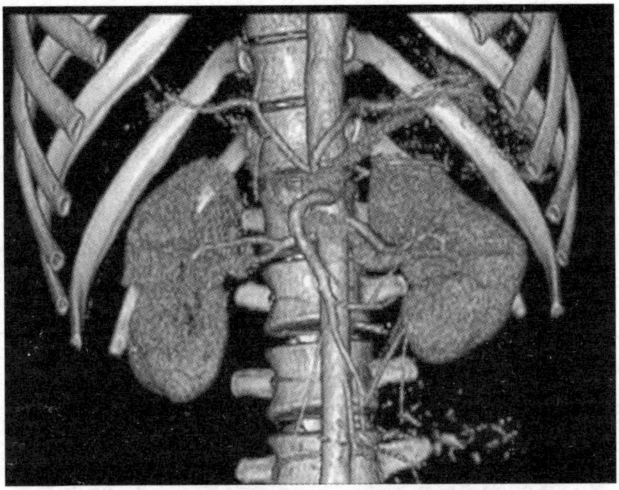

图2–78　肾动脉血管CTA成像VR像

右侧肾轮廓不光滑，形态异常

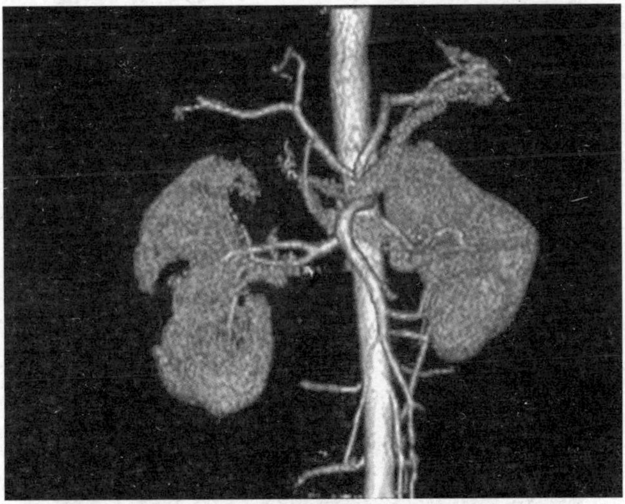

图2–79　肾动脉血管CTA成像VR像

同一病例。右肾裂伤明显

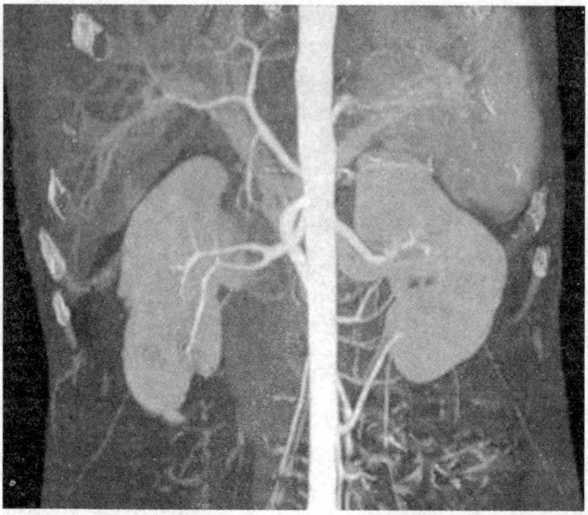

图2-80　肾裂伤肾动脉血管CTA重建成像MIP像

同一病例。右肾裂伤，但肾内主要动脉分支完整，为手术方案的制订提供很大帮助

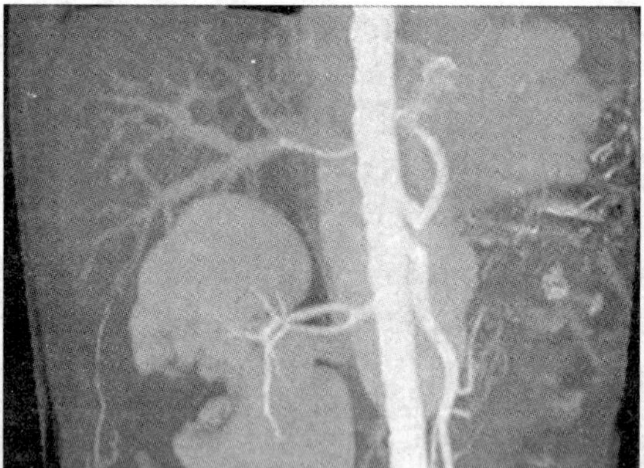

图2-81　肾裂伤动脉血管CTA成像MIP像

同一病例。右肾及其动脉血管侧位

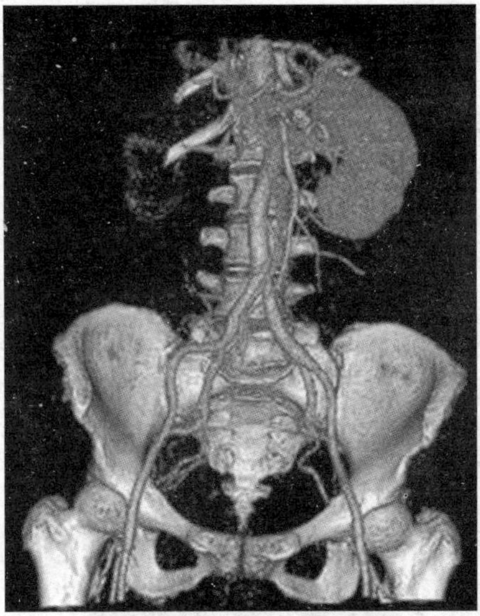

图2–82　腹部血管VR成像

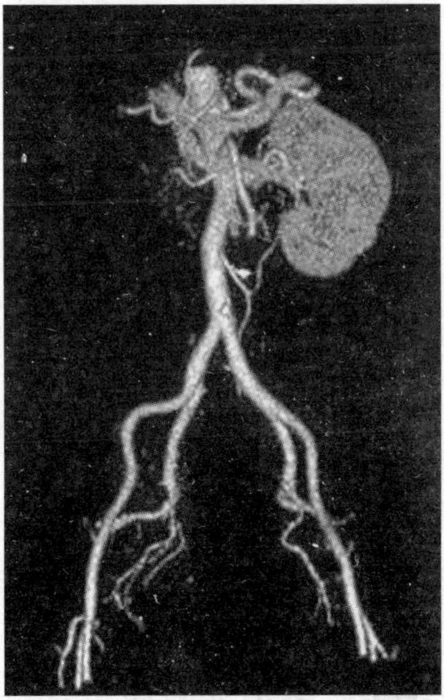

图2–83　腹部血管VR成像血管树成像

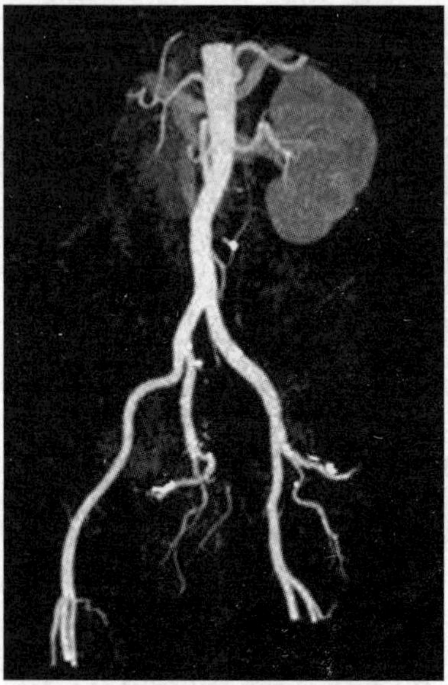

图2-84　腹部血管MIP成像

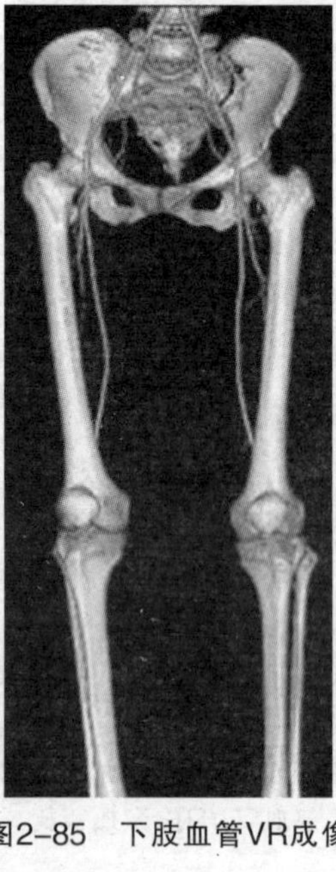

图2-85　下肢血管VR成像

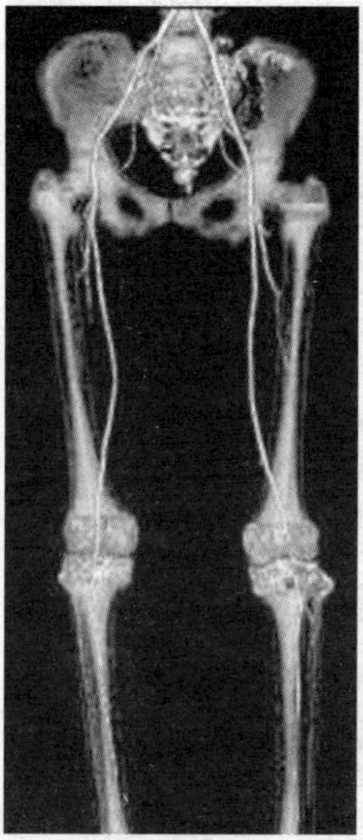

图2–86　下肢动脉血管VR去骨成像

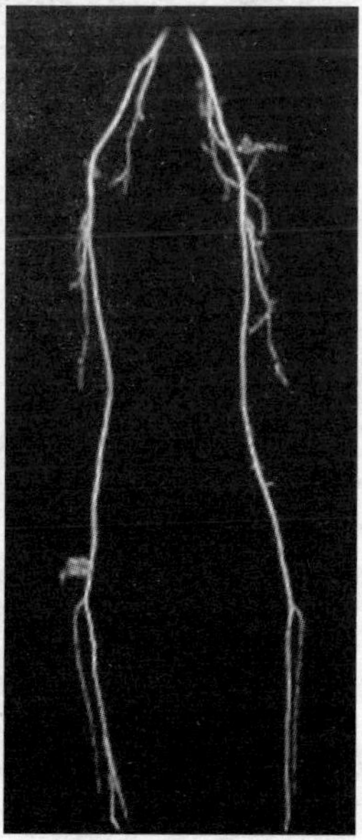

图2–87　下肢动脉血管VR血管树成像

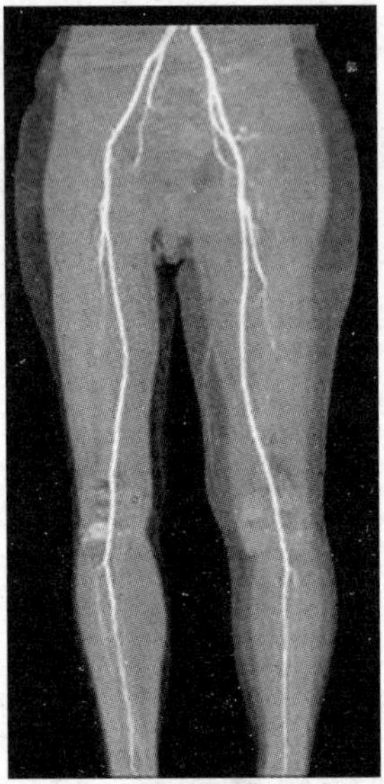

图2-88　下肢动脉血管MIP成像

双下肢正常血管分布对称

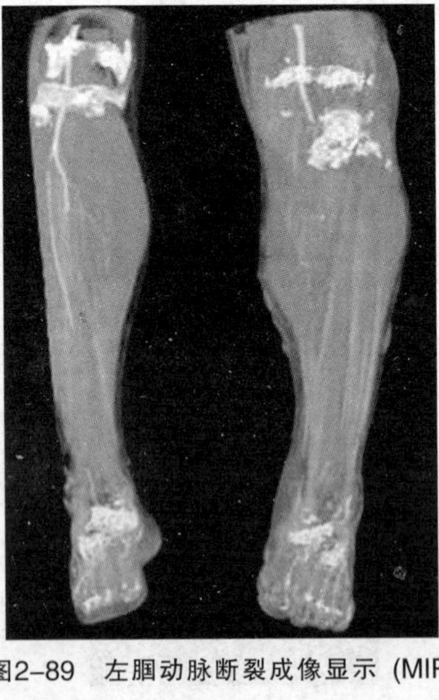

图2-89　左腘动脉断裂成像显示（MIP）

左腘动脉断裂，远端无血管显示，右侧显示正常腘动脉

消化道成像

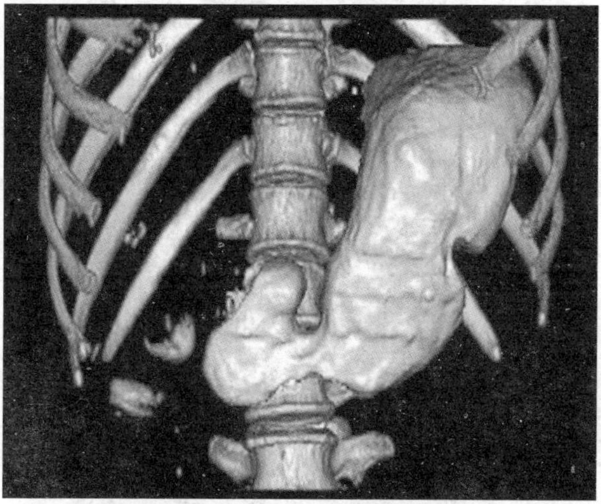

图2-90　胃CT成像VR像

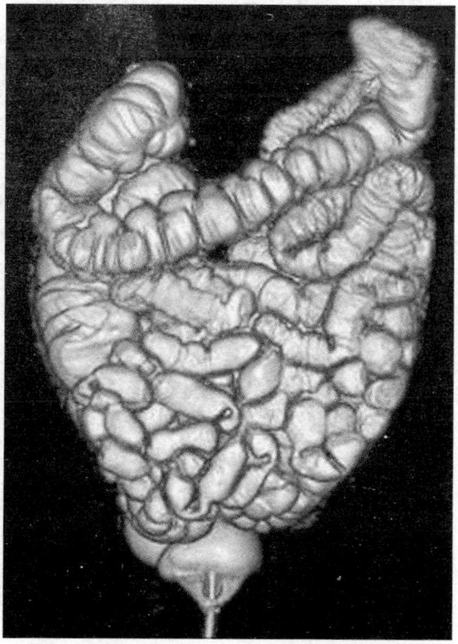

图2-91　肠CT成像VR像

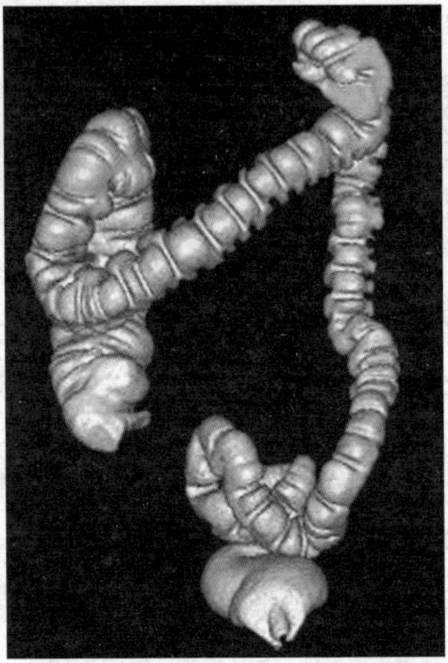

图2-92　结肠CT成像SSD正位

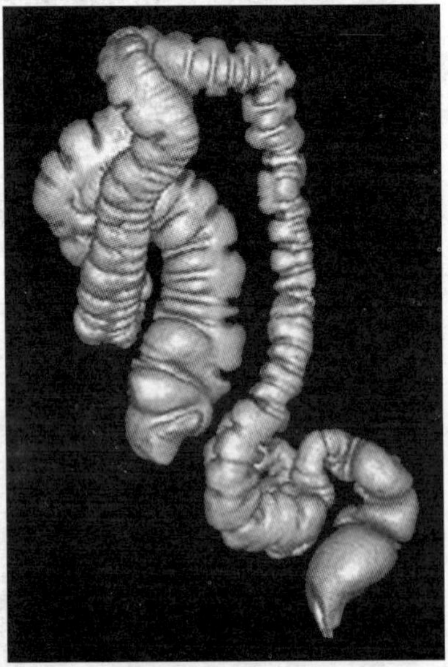

图2-93　结肠CT成像SSD侧位

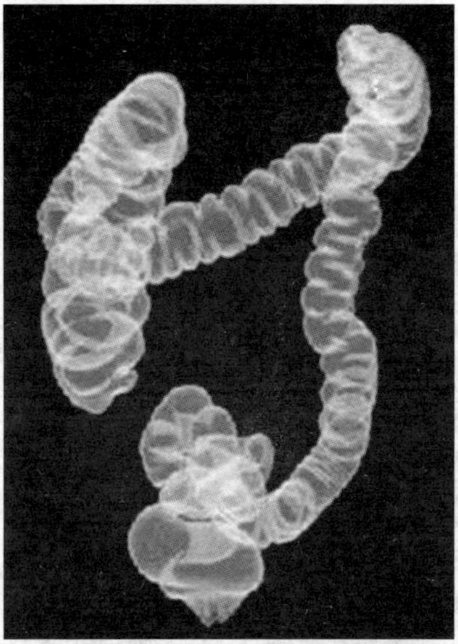

图2–94　结肠CT成像——透明成像正位

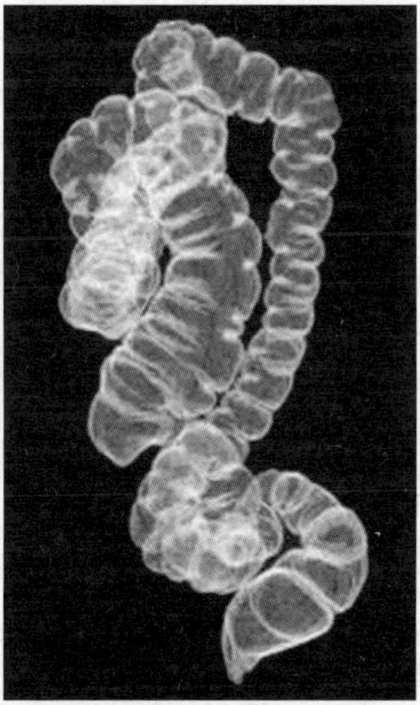

图2–95　结肠CT成像——透明成像侧位

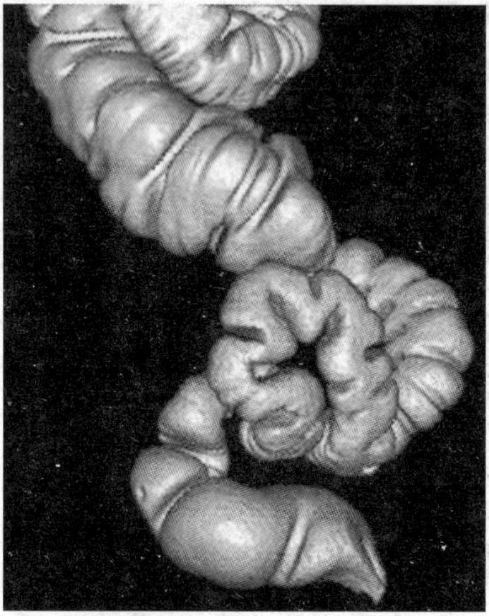

图2–96　直肠小息肉表面成像

于直肠第二横裂上方可见向腔内凹陷病灶

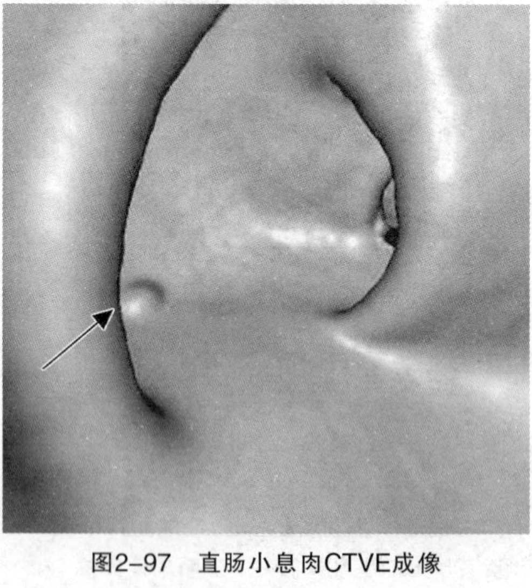

图2–97　直肠小息肉CTVE成像

可见突入腔内之光滑的小丘

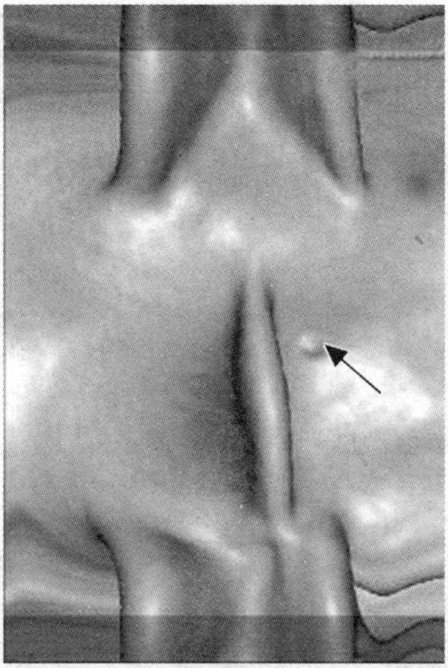

图2–98　直肠小息肉CTVE成像

横结肠管展开图，显示直肠小息肉（↑）

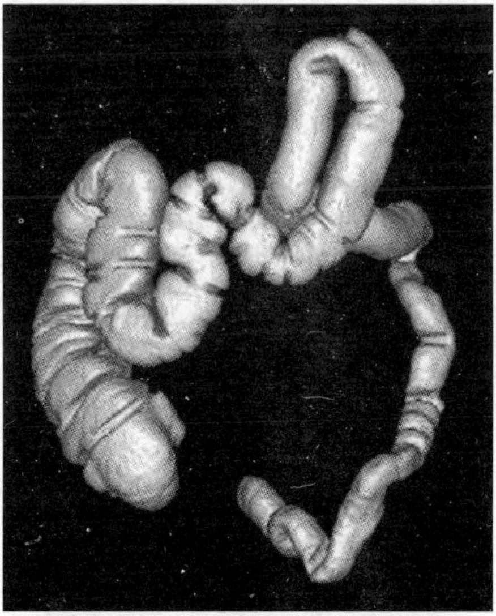

图2–99　左半结肠慢性炎症SSD

左侧结肠僵硬，肠腔变窄，结肠袋变浅、消失

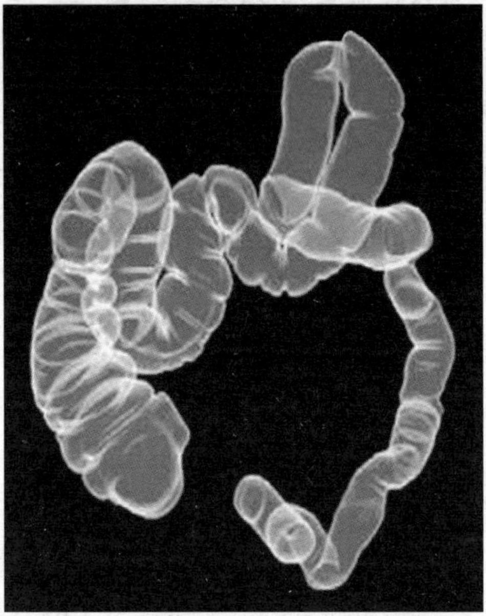

图2–100 左半结肠慢性炎症透明成像

左半结肠外形僵硬，结肠袋变浅、消失，肠腔变窄

第三章　磁共振成像基本知识

一、磁共振检查概述

磁共振检查，也称核磁共振成像，全称为magnetic resonance imaging，简称MRI。

1. MRI的基本组成　主要有主磁体、梯度线圈、RF线圈（射频线圈）、计算机、控制台和检查床。其他外围辅助设备有：磁屏蔽体、RF屏蔽体、冷水机组、不间断电源、空调机及超导磁体的低温保障设施和激光照相机。

2. MRI的基本原理　人体内含有丰富的氢原子核，检查时将人体置于经特殊设计的均匀的强磁场中，在这种磁场中，人体内氢原子核受到射频电磁波的激发，其进动频率与这种电磁波相等，这种由射频线圈（RF线圈）激发人体内氢原子核产生的核磁共振现象，再利用感应线圈来采集这种很微弱的磁共振信号，经过一系列计算机处理后，重建出一幅幅各种序列的冠状、矢状、横断层面图像。诊断医师通过这些图像显示为临床提供精确、详细的疾病所在病灶部位及病变性质的信息。

3. MRI的历史　MRI广泛用于临床时间不长，据文献记载1985年国内第一台MRI安装、调试并用于临床。当时适用范围仅在中枢神经（包括颅内、脊髓、腹部等）。随MRI技术的进步，使用范围不断扩大，已显示出强大的魅力。MRI使医师对疾病的诊断深入到活体分子生物学和组织学的水平，并向功能成像发展。近年来采用平面回波技术的磁共振扩散加权成像技术，在超急性期即可检出脑梗死灶。文献报告两个小时内即可发现病灶，而CT及常规MRI、低场强的MRI很难检出病灶。血流灌注成像技术可分析脑缺血区域血流变化，并可针对检查结果进行MRI定量分析，包括脑病变组织灌注下降、侧支循环建立、血流再灌注以及过度灌注。当缺血与过度灌注并存时，可加重脑组织损害，这些信号分析可提出预警，协助临床治疗（图3-1~3-3）。

2004年由Takahata提出MRI全身弥散成像技术。2008年北美放射学会上推出背景抑制快速全身磁共振弥散成像技术（whole body diffusion-weighing with background suppression，WD-DWI）。原理仍根据组织内部水分子无规律的随机运动（布朗运动）。在MRI磁场中加入对称的弥散敏感脉冲，使磁场中的水分子运动活跃，用来测量这种水分子运动的技术称为磁共振弥散成像。它采用全新的脉冲序列，黑白反转恢复平波面弥散序列，即扫描时抑制了肌肉、脂肪、肝脏等组织背景信号，突出显示病灶，便于恶性肿瘤与转移灶的检出。由于全身大范围扫描，在获得原始数据后，可进行三维成像最大密度投影的（3-dimensional-maximum intensity projection，3D-MIP）图像重建，可以多层面、多方位观察图像。我国北京协和医院等多家医院已开展这项研究多年，积累了从中枢神经系统到胸腹部肿瘤、炎症、结核等各种疾病的临床经验。它有些方面可与SPECT、PET/CT相媲美，尤其对锁骨下、纵隔、主动脉旁淋巴结、血管旁淋巴结显示敏感，可用于：①健康人群肿瘤的筛查；②对淋巴结进行良、恶性的鉴别；③对肿瘤的分期评估；④对肿瘤放、化疗后的评价。它无辐射，比PET/CT的价格要低得多。

4. *磁共振成像中采用的脉冲序列*　包括自旋回波序列、翻转恢复序列、梯度回波序列、平面回波成像序列。

5. *MRI检查技术*　包括脂肪抑制技术、化学位移成像技术、水成像技术、血管成像技术、弥散加权成像技术、灌注加权成像技术、磁共振波谱、磁化转移技术。

当然，并不是对每位患者都需要采用上述检查和技术，而是针对检查部位，根据临床医师的要求以及每种疾病的特点加以选择。例如：老年人最常见脑动脉硬化、高血压所造成的颅内供血障碍，出现大脑血管、重要分支供血中断，导致急性脑梗死。在疾病早期（2~12h）或患有亚急性硬膜下出血时临床上出现头痛、恶心、呕吐等颅内压增高症，但CT检查仅能发现颅内间接征象如中线结构移位，侧脑室受压、变形等，难以发现直接引起出血的病灶（图3–4）。这时，MRI采用常规脉冲序列，即自旋回波、梯度回波序列，或翻转恢复序列，采用血管成像技术或弥散加权成像技术，灌注加权成像技术，不但可直接检出出血部位，还可以判断出血的大致时间；MRI可显示供血血管形态改变如阻塞、变细，供血区域出现大片缺血信号异常，并且可以显示大脑深部白质区、双侧侧脑室周围，由于慢性疾病所造成长期缺血缺氧所致大脑白质神经髓鞘发生改变；同时可以显示神经基底节区的某些灰质核团发生大小不等的缺血改变，大脑半球、脑沟、脑回、脑池、脑室系统形态学改变（图3–5~3–7）。MRI的优点是可以直接观察脑干、颅底神经有否病变，而且无普通或单螺旋CT扫描后，由于颅底凹凸不平的骨组织结构干扰而产生图片显示伪影过大，颅底层面图像中病变显示不清的缺点。

二、高场强MRI出报告时间较CT要长

尽管患者在1.5~3.0T高场强MRI的检查时间较0.15~0.3T低场强MRI明显缩短，但仍需要20min，要求患者在检查中保持安静，不动，平卧于检查床。当检查结束后，自旋回波序列T_1加权像；快速自旋回波后加权像，翻转恢复序列FLAIR、T_2加权像、矢状位共有72幅图像。检查前诊断医师就要熟悉患者基本病情、检查目的、MRI影像特征，详细地写出观察记录。由于MRI检查程序复杂，扫描技术又多，所以在MRI检查报告中描述也多，当日值班医师完成检查报告后，次日清晨由主任医师审阅，读片后，手写签发报告后方可转入总台请值班护士发出。所以前一天进行

MRI检查，第二天上午9时方能取报告。许多前来进行MRI检查的患者已进行CT平扫、增强扫描及多种影像检查，仍然不能确定病变性质，因CT图像显示仅为横断层面组织吸收X线衰减系数，而MRI则表示病变组织信号强弱改变。例如：肝脏血管瘤病与肝癌鉴别，平扫两者在肝脏呈混杂密度肿块，边界不清。CT增强扫描，前者在动脉期仅边缘强化，而静脉期则瘤内部分强化，延迟扫描3~5分钟才能完全强化，影像术语称“慢进慢出”；而肝癌由于有肝内两套血管供血（主要为肝动脉、门静脉），对比增强剂快速注入体内后，在图像显示动脉期、平衡期很快强化，而静脉期后瘤内造影剂迅速排除，影像术语称“快进快出”。故肝癌的CT诊断必须要增强扫描，才能判断出结果。但对比造影剂注射风险大，患者要反复上机、多次扫描，X线辐射损伤也不小。而在MRI检查中，有时仅平扫就可以将肝脏血管瘤特征一览无余，多序列、多层面中可见“灯泡征”。MRI增强扫描风险较小，仅用2ml造影剂，也有用增强扫描、延迟扫描观察时间窗，就可以显示病灶性质（图3-8~3-11）。在肝脏的转移瘤（图3-12，3-13）或其他疑难病例诊断中，有时MRI较CT更有优势。

三、MRI的临床应用范围

1. MRI主要用于中枢神经系统（包括脑、脊髓）病变。

2. MRI的血管成像技术用于头颈部血管、肺动静脉、腹部血管（包括腹主动脉、腹腔动脉、肠系膜动脉、肝动脉、肾动脉、门静脉等）成像，盆腔动静脉以及四肢的大血管成像。

3. 利用水成像可以对肝内胆管、胆囊、胰腺、肾盂、输尿管、膀胱等正常结构、变异、肿瘤、结石进行显示，作出疾病诊断与鉴别。

4. 弥散加权成像用于早期、超早期的脑梗死、脑肿瘤的诊断与鉴别。

5. 关节软骨板、半月板、韧带损伤。

随着临床应用的深入，新技术层出不穷，MRI的使用范围将更加广泛。

四、如何观察MRI图像与读懂报告

在观看MRI图片中，要将T_1加权像和T_2加权像进行结合对比。因MRI信号变化规律与受检组织的弛豫时间、氢质子密度、血液流动、化学位移及磁化率有关。

T_1加权像，低信号说明受检组织T_1弛豫时间长。钙化、骨皮质、含气组织氢质子少，在血管成像时间飞跃效应中快速血流为低信号，流速低的血液则是高信号。T_1加权像高信号，提示组织含脂肪、黏液成分。增强后病灶显示高信号，主要是造影剂具有顺磁性，使病灶内T_1时间缩短。

T_2加权像，表现为低信号仍见于钙化、骨皮质、含气组织，这与组织中氢质子含量低有关。脑脊液渗出水肿则呈高信号。在脑梗死的早期T_2加权像呈等信号（图3–7）。

在脑卒中（出血性卒中）MRI信号的变化十分有特点，依次可推断出血的时间（图3–1~3–6）。

在SE序列中，当成像平面垂直于血管时，血管内缓慢流动的血液T_1加权像呈高信号，而快速血流则为低信号。当血液流出血管后，在出血的即刻即超急性期（数分钟到数十分钟），短时间血红蛋白仍丰富含氧，表现出血液的长T_1、长T_2特性，因此在T_1加权像为低信号，T_2加权像为高信号。

1. 急性期（2d内）　细胞内氧合血红蛋白释放出氧变成脱氧血红蛋白，脱氧血红蛋白的顺磁性效应，MRI图像显示血肿T_1加权像为略低或等信号，T_2加权像为低信号。

2. 亚急性期早期（3~5d）　T_1加权像为从周边向中央逐渐蔓延高信号，T_2加权像信号仍为低信号。但出血周围水肿带表现为高信号。

3. 亚急性出血的中期（6~10d） T_1加权像为高信号，T_2加权像为从血肿周边向中心逐渐蔓延的高信号。

4. 亚急性后期（10d至3周） 该期T_1和T_2加权像上均为高信号，但T_2加权像上血肿周边出现低信号环。

5. 慢性期（3周乃至数月以后） T_1加权像为低信号，T_2加权像为高信号，周边为低信号环。

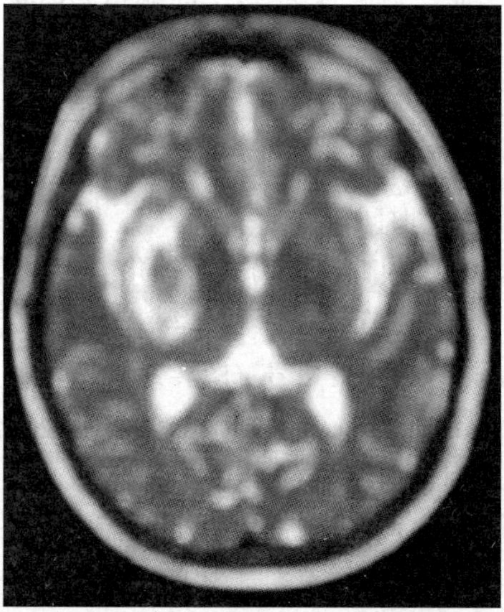

图3-1 高血压脑卒中MRI观

男性，60岁。头晕3d，平时血压高。MRI T_2加权像可见右侧基底节呈肾形外高内低，或更低信号。周围有片状长T_1、长T_2水肿区，边缘欠清

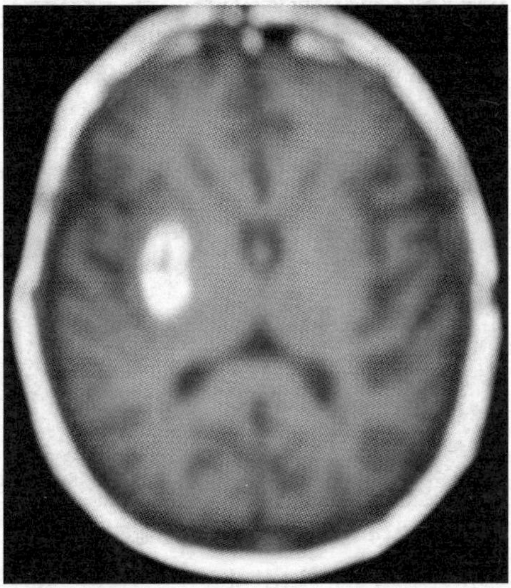

图3-2　高血压脑卒中MRI观

同一病例。MRI T_1加权像右侧基底节区呈外高内低的血肿信号，周围水肿呈稍低信号

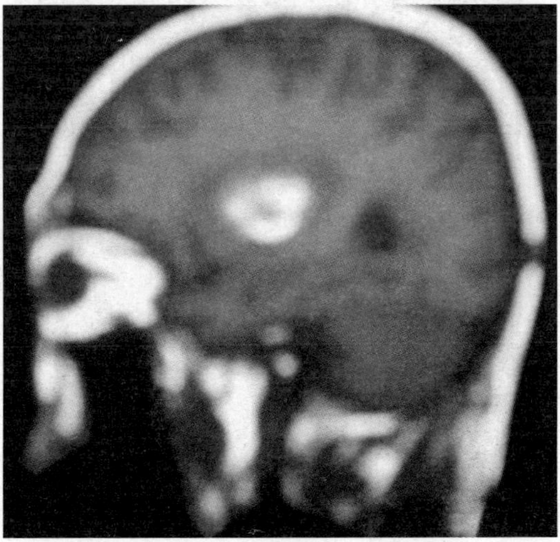

图3-3　高血压脑卒中MRI观

同一病例。MRI T_1加权像矢状位显示血肿

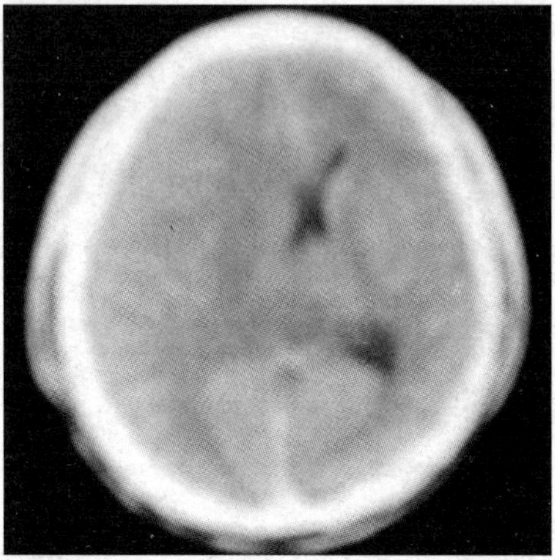

图3-4 亚急性硬膜下出血CT观

男性，35岁。间断头痛1月余，加重伴恶心1d。查体：神清，精神烦躁，颅神经阴性、脑膜刺激征阴性、锥体束征阴性。头颅CT显示：中线结构移位。右侧侧脑室受压移位、变形。右侧脑沟、回及脑池变浅、消失。经反复使用CT调窗技术，仍然未显示硬膜下血肿

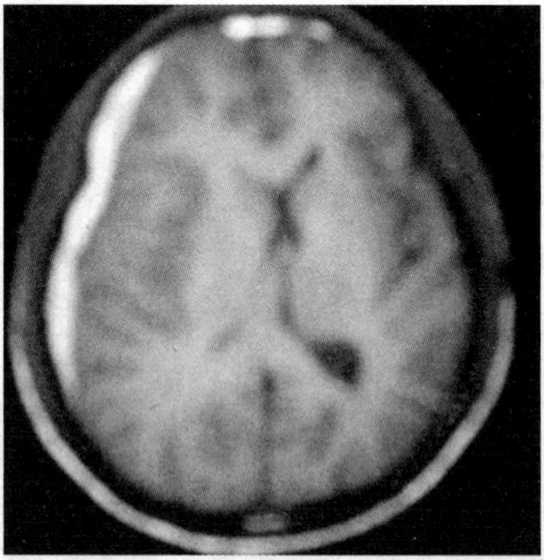

图3-5 亚急性硬膜下出血MRI观

同一病例。头痛等颅内压增高症状不缓解，次日做MRI检查，T_1加权像可见右侧额、颞、顶叶颅内板下有短T_1的高信号

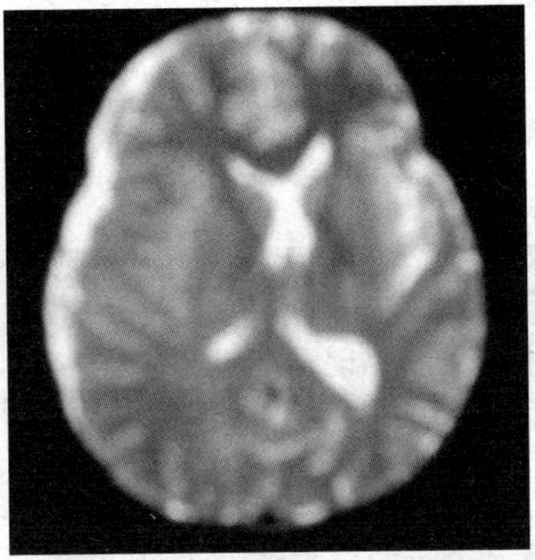

图3-6　亚急性硬膜下出血MRI观

同一病例。MRI T_2加权像仍显示长T_2的高信号。诊断为亚急性晚期血肿伴急性脑水肿。急诊开颅引流后临床症状缓解

MRI在脑卒中（缺血性卒中）信号的变化比CT图片更有特征性（图3-7）。T_1加权像为低信号，T_2加权像信号增高。

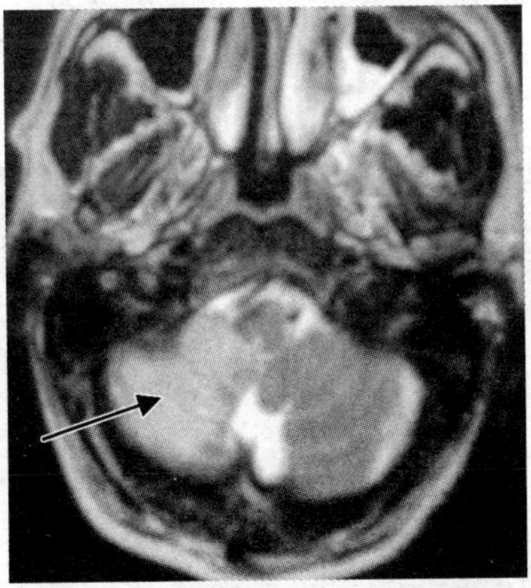

图3-7　右侧小脑半球脑梗死MRI观

男性，63岁。突发眩晕、行走不稳9天。查体：言语不清，右额纹变浅，右眼闭合不全、瞳孔等大、对光反应灵敏、眼球震颤明显。悬雍垂右偏、咽反射减弱、肌力正常、右侧上下肢体共济运动差，病理体征阴性。MRI T_2加权像显示右侧小脑半球、脑干呈略高信号。诊断：小脑半球、脑干脑梗死

在肝脏血管瘤诊断中，MRI在T_1加权像呈低或等信号，T_2加权像信号明显增高，称灯泡征。与肝癌、肝内转移瘤鉴别，在增强扫描时，血管瘤也具备造影剂“慢进慢出”的特征（图3-8~3-11）。

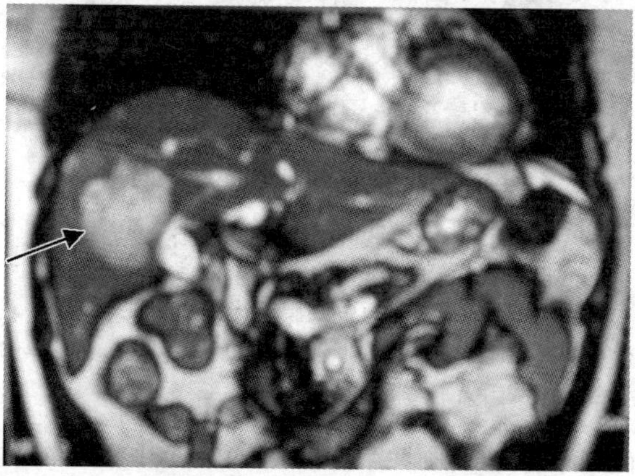

图3-8　肝脏血管瘤MRI平扫观

男性，61岁。间断发热、下腹疼痛10天。既往有糖尿病、肾功能异常病史。癌胚抗原增高，甲胎球（-）。MRI平扫T_2加权像肝右叶后段呈略高信号

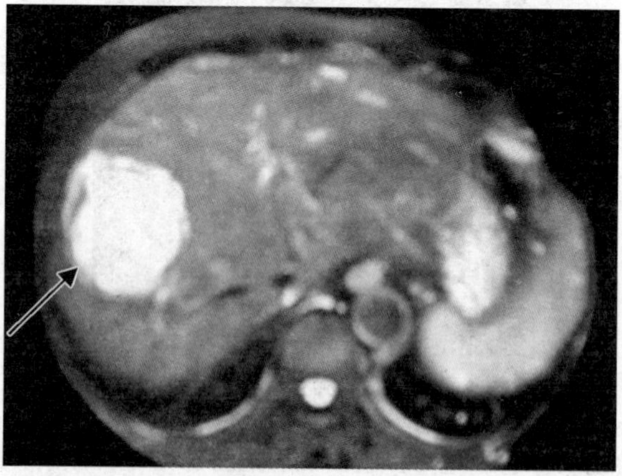

图3-9　肝脏血管瘤MRI平扫观

同一病例。T_2加权像信号增强，即所谓“灯泡征”

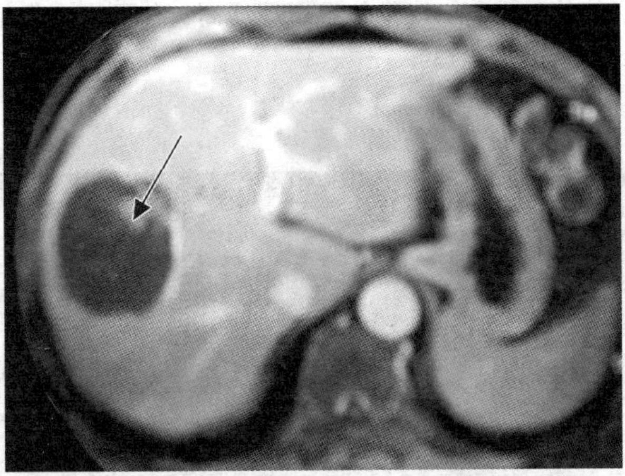

图3–10　肝脏血管瘤MRI增强后动脉期观

同一病例。增强扫描后，动脉期可见肝脏肿块内有条索状强化（↑）

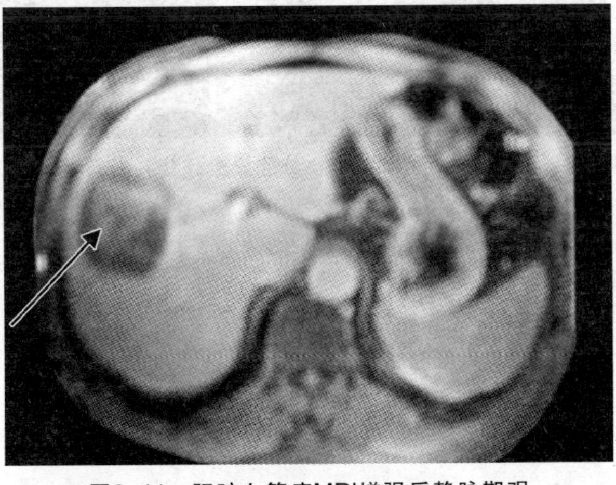

图3–11　肝脏血管瘤MRI增强后静脉期观

同一病例。增强后延迟扫描约50min，可见肝脏肿块内强化范围增多（↑）。最后诊断：肝脏血管瘤在肺癌（小细胞未分化型）肝脏转移诊断中，MRI在T_1加权像呈低或等信号，T_2加权像信号中等增高，与肝内多发结节型肝癌鉴别（图3-12，3-13）。

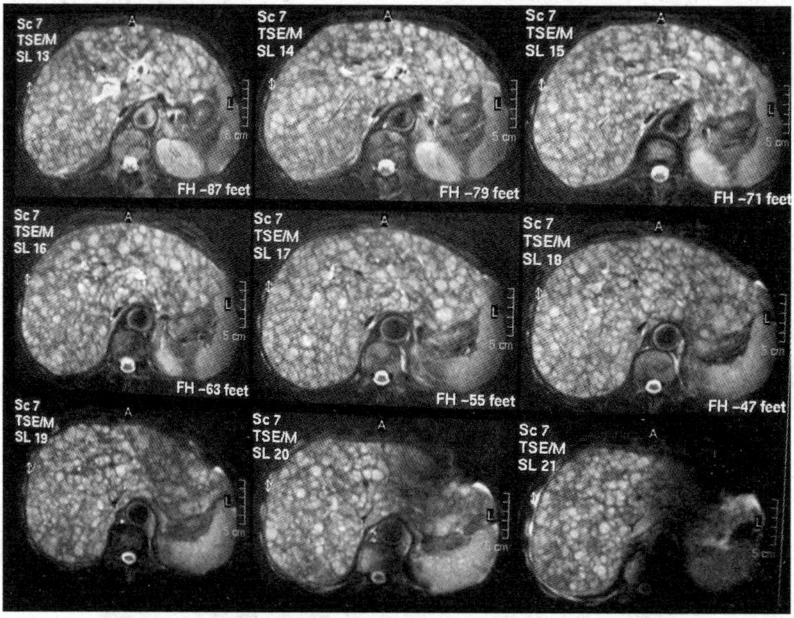

图3-12　右肺中心型肺癌（小细胞未分化癌）肝转移MRI观

男性，68岁。右肺中心型肺癌（小细胞未分化癌）放疗后1月余，咳嗽、纳差1周。MRI显示：肝脏体积弥漫性增大，可见肝实质内弥漫性大小不等长T_1、长T_2信号，部分病灶周围见低信号环绕

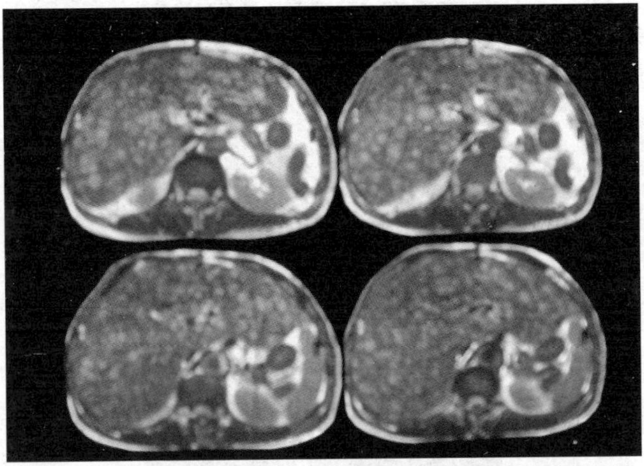

图3-13　右中心型肺癌（小细胞未分化癌）肝转移MRI观

同一病例。MRI显示：肝脏体积弥漫性增大，仍见肝实质内弥漫性大小不等长T_1、长T_2信号，部分病灶周围见低信号环绕

在颅内畸胎瘤的鉴别诊断中，采用脂肪抑制技术显示病灶，不用造影较CT扫描更清楚（图3-14~3-16）。

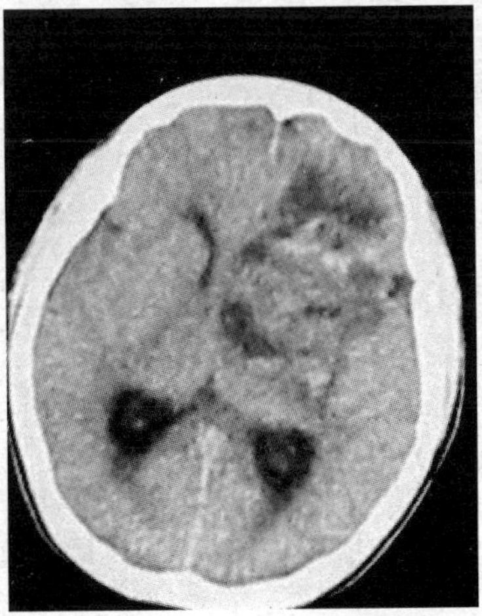

图3-14　颅内畸胎瘤CT观

男性，8岁。头痛、呕吐3月余，加重伴右侧肢体偏瘫2周。CT显示：左侧基底节区有5cm×5.4cm混杂密度影，边缘模糊

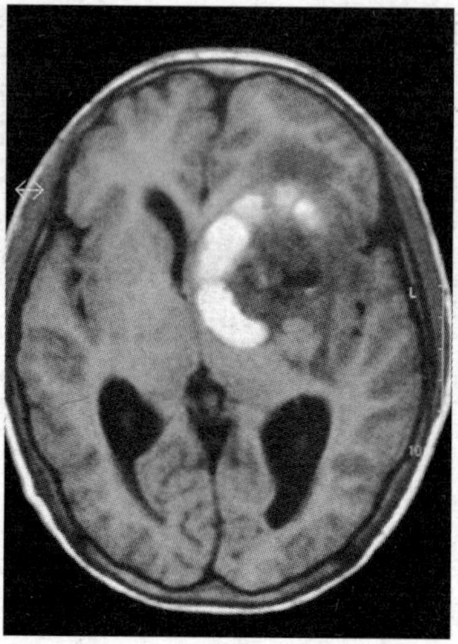

图3-15　颅内畸胎瘤MRI观

同一病例。MRI采用脂肪抑制技术，T_1加权像显示瘤内信号不均匀，脑实质内可见低信号的瘤周水肿

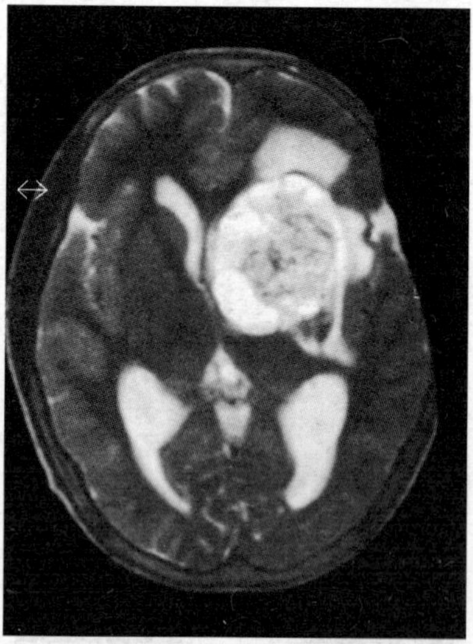

图3-16　颅内畸胎瘤MRI观

同一病例。MRI T_2加权像显示瘤内信号增高，瘤周水肿范围增大。手术切除为畸胎瘤（实体性）

MRI水成像（图3-17~3-19）。

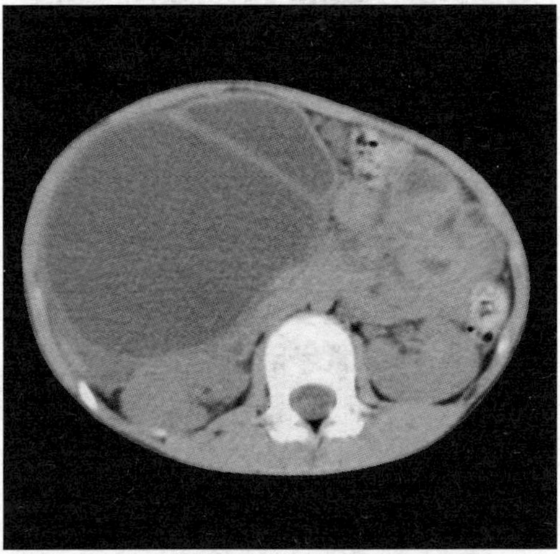

图3-17　先天性胆总管囊肿CT观

女性，10岁。右上腹肿块伴疼痛7年。CT显示右上腹腔内有巨大的囊性肿块影，最大径10cm，边缘光滑锐利，密度均匀。囊壁增厚，超过3mm。右上腹近腹壁囊性灶为肠腔

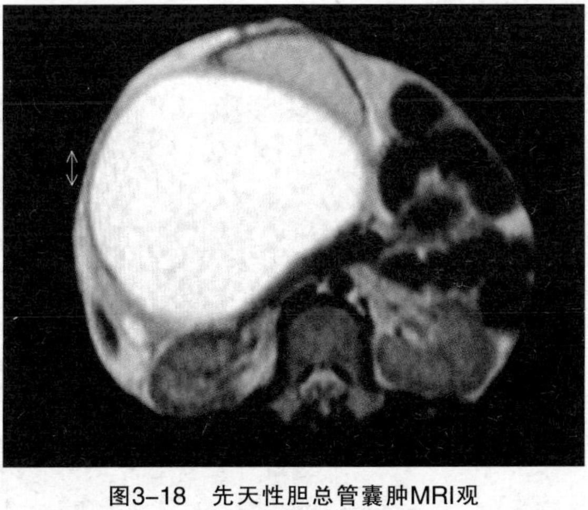

图3-18　先天性胆总管囊肿MRI观

同一病例。采用MRCP技术轴位显示：明显扩张的胆总管囊肿，边缘轮廓清晰的高信号，肠腔内信号无增高

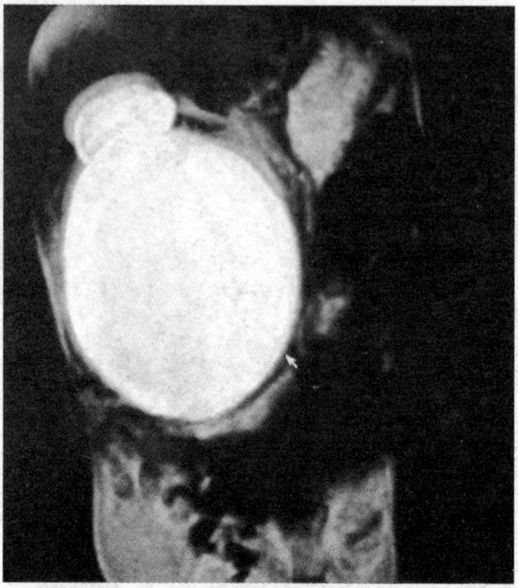

图3–19　先天性胆总管囊肿MRI观

同一病例。MRCP冠状位显示肝脏下缘肿大的胆囊及扩张的胆总管囊肿呈葫芦状，信号均增高

第四章　单光子发射计算机发射成像基本知识

一、单光子发射计算机发射成像概述

单光子发射计算机断层成像（single photon emission computed tomography，又称SPECT），通常简称为ECT。于1979年研制成功。临床常用的单光子核素，作为诊断使用的示踪剂，是由放射性反应堆生产出来的，含有丰富的中子，衰变过程中产生的γ光子为单方向、单能量。以这种γ射线标记的放射性核素作为示踪剂（发射体），称单光子发射计算机发射成像。其工作方式以二维体层成像，现也有三维体层成像。

1. 基本组成　SPECT由硬件系统与软件系统组成。硬件系统包括：两个或三个探头（探头由准直器、晶体、光电倍增管组成，这是SPECT的核心）、电子线路部分（包括放大电路、位置电路、能量电路、线性校正、能量校正及均匀性校正电路，核心是位置电路、能量电路）、机架、检查床、计算机工作站和其他外围辅助的设备组织等。软件系统由采集软件、校正软件、图像处理软件、图像显示软件构成。

2. 临床使用范围　单光子发射计算机发射成像的价格相对便宜，成像方便，目前普遍适用于：

(1) 组织脏器血流灌注、功能学检查，主要用于核素脑血管造影、脑池显像、脑血流灌注断层显像、甲状腺显像、唾液腺显像、心肌灌注显像、门控心血池显像、肺灌注显像、肾脏功能动态显像、肝胆动态显像、消化道出血显像、肿瘤阳性显像等，临床应用范围广泛。

（2）肿瘤的骨转移扫描，而且在骨扫描检查中一致公认对骨转移瘤的诊断是金标准。有组文献报告，SPECT骨扫描可发现肿瘤的骨转移比临床症状出现要早7个月至1.3年（李林发.现代骨转移瘤诊治学.北京：科学出版社，2006）；在骨扫描中对陈旧性骨折或骨关节与脊柱退行性疾病中放射性核素摄取可出现假阳性。

（3）用于肺部肿瘤与炎症的鉴别。ECT的敏感性高，但在肺炎、肺结核疾病摄取中可出现浓聚的假阳性。疾病诊断中结合病史、骨骼平片、CT扫描骨骼检查，可避免误诊。

3. SPECT属于发射型计算机断层成像，为放射性药物完全依赖型影像设备。在成像前要给患者注射放射性示踪剂。SPECT使用的单光子放射性药物，多数是螯合剂，仅能大致反映组织细胞代谢，不能直接反映组织细胞的代谢情况。PET/CT使用的正电子放射性药物均为人体内最基本的生物元素 ^{18}F、^{13}N，采用这些正电子放射性核素标记后的示踪剂，可如实地反映人体内组织细胞的基本代谢、酶学活性、受体活性，RNA、DNA合成和基因表达。

4. 其图像特点

（1）可做体层成像（后前位显像及前后位显像），延迟扫描后（后前位显像及前后位显像）的放射性核素摄取，解剖定位相对准确。

（2）图像代表病灶局部生理、代谢水平，用于组织脏器的功能分析。

（3）与PET 、PET/CT的图像比较，由于无组织衰减校正（CT扫描后可同机进行）；无散射线校正（用^{67}Ga射线棒源校正）；时间校正（用数学方法计算校正），其空间分辨率8~15mm，因此，图像的质量较粗糙，空间分辨率较差，受组织深度影响较大，受检组织越深，组织分辨率越低（图4-1，4-2）。SPECT设备的灵敏度仅为PET、PET/CT的1%，分辨率比采用电子准直技术的PET要降低40%以上。

二、如何观察SPECT图片，阅读SPECT结果报告

1. 要熟悉患者的基本病史、临床表现、体征；观片前要对病人资料三查七对；如果有手术史，要了解病变的病理类型、细胞学特征。

2. 图片中的基本征象，显示组织脏器边缘轮廓完整。核素分布均匀对称，正常组织与病变部位的放射性核素浓度差别为基础的显像方法。脏器中核素摄取的程度（浅淡、浓聚），延迟扫描后图像特征（衰减变淡，抑或摄取更多，浓聚更明显）；当延迟扫描后，放射性核素摄取更多，考虑组织器官的病理改变。以恶性肿瘤多见，有时炎性肉芽肿结核病也可见到。

3. 除原发灶、邻近淋巴结，有否远位病灶异常摄取。

4. 对于外伤后造成颅底骨折，CT仅能显示间接体征——颅底积气，或副鼻窦腔内积液等，对于颅底骨折发生部位明确显示比较困难，而在SPECT检查中，随着患者张口、进食、吞咽等一系列动作，不但可以明确显示颅底骨折所在部位，还可以显示外伤后颅底骨折导致脑脊液渗漏部位，为手术修补做定位诊断。

5. 在有的病例中，陈旧性骨折在ECT图片中可出现假阴性反应（图4-3~4-16），在分析图片中要结合患者的其他影像学相关检查，综合分析图片（图4-17~4-21）。

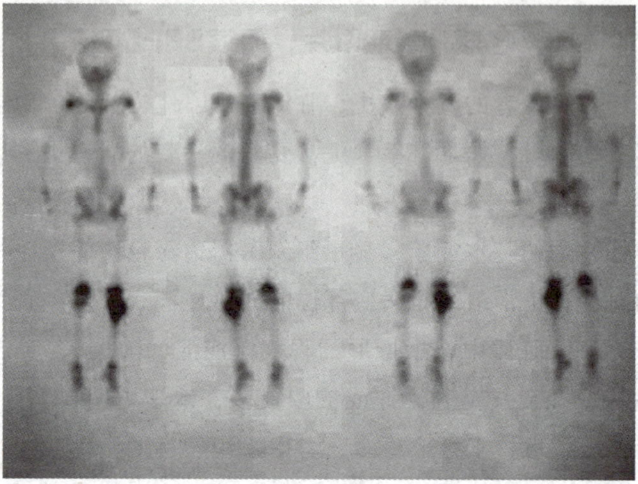

图4-1　骨肉瘤骨转移SPECT前后位观

女性，7岁。左膝关节疼痛肿胀4月余。手术病理活检证实骨肉瘤。术后第一次SPECT显示左侧胫骨上端手术活检部位有核素浓聚（包括前后位、后前位、延迟扫描后）

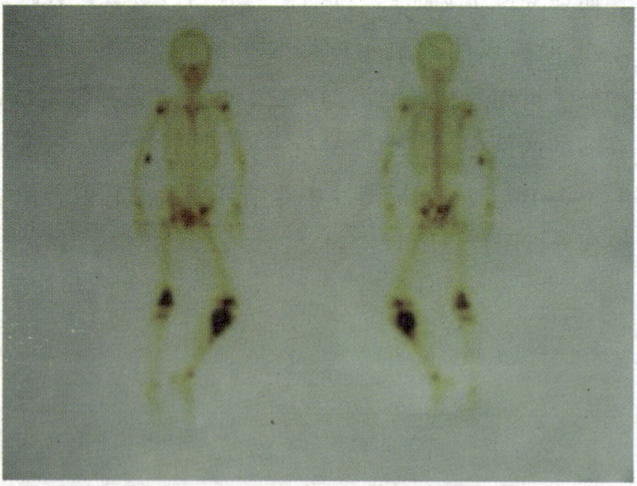

图4-2　骨肉瘤骨转移SPECT观

同一病例。术后放疗后骨肉瘤局部红肿加剧，第二次SPECT扫描仍见左胫骨上端术区放射性核素浓聚（左图为前后位，右图为后前位）

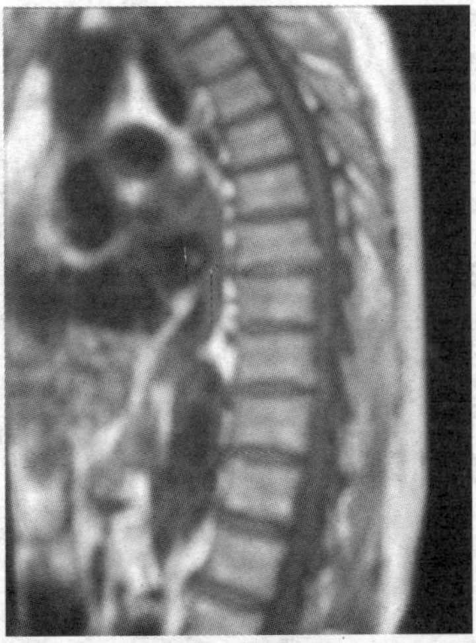

图4–3　左侧睾丸淋巴瘤术后化疗后MRI观

男性，68岁。左侧睾丸淋巴瘤术后（病理：弥漫性恶性睾丸淋巴瘤）化疗后。总共化疗6次，放疗15次后停止治疗。4个月前逐渐出现腰部疼痛，并向双下肢放射，以左侧为著。每天服用吗啡止痛，日渐增加剂量仍不能缓解疼痛。MRI T_1加权像矢状位显示胸腰段椎体、硬膜囊、脊髓腔内未见异常信号

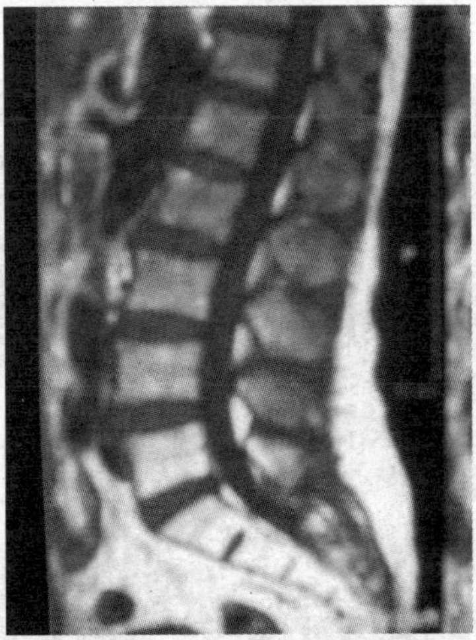

图4–4　左侧睾丸淋巴瘤术后化疗后MRI观

同一病例。MRI T_1加权像矢状位显示下腰段椎体、硬膜囊、脊髓腔内未见异常信号

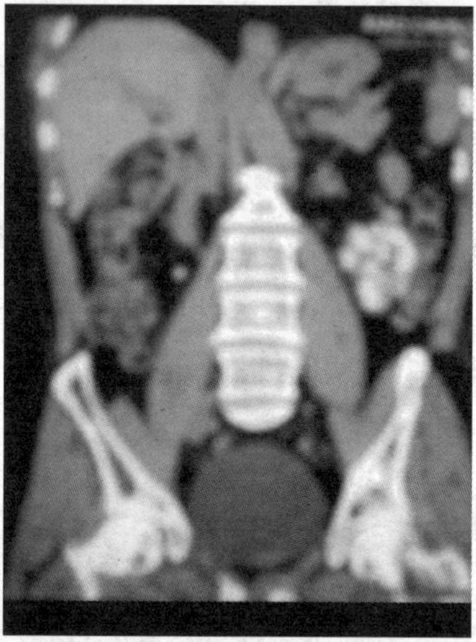

图4-5　左侧睾丸淋巴瘤术后化疗后CT冠状位观

同一病例。CT显示腰骶部椎体骨性结构完整，骨质密度正常。双侧腰大肌不对称，密度尚均匀

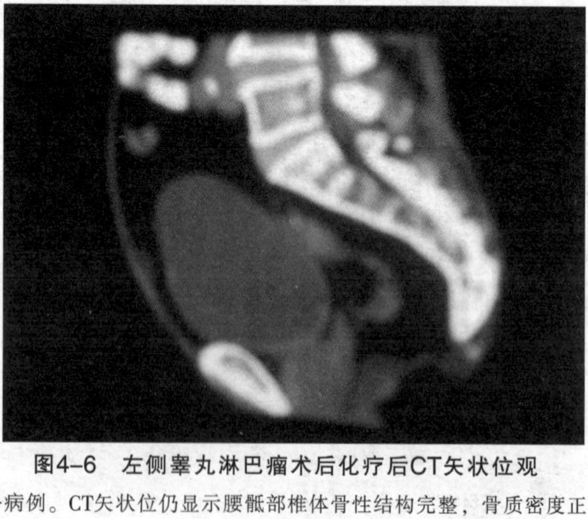

图4-6　左侧睾丸淋巴瘤术后化疗后CT矢状位观

同一病例。CT矢状位仍显示腰骶部椎体骨性结构完整，骨质密度正常

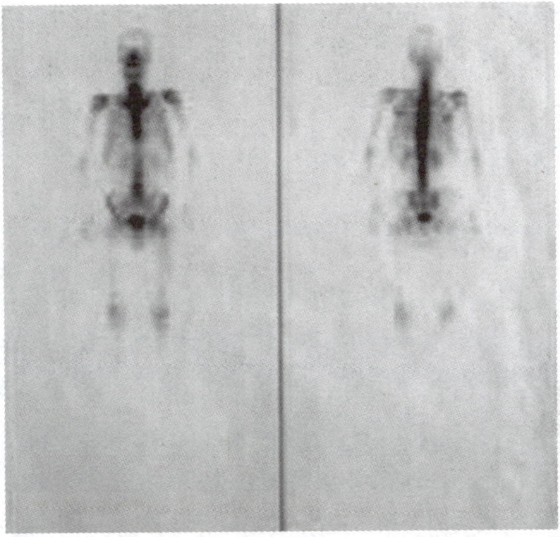

图4–7 左侧睾丸淋巴瘤术后化疗后ECT前后位观（右）与后前位观（左）

同一病例。ECT前后位显示全身骨骼显影清晰。骨性结构完整，形态正常。放射性核素分布均匀，左右对称。未见明显的局限性核素浓聚征象

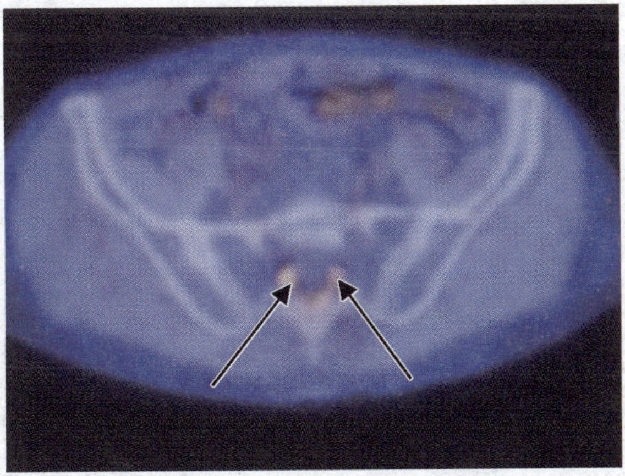

图4–8 左侧睾丸淋巴瘤术后化疗后PET／CT轴位观

同一病例。PET/CT可见$L_{4\text{-}5}$~S_1双侧神经根增粗，$L_{3、4、5}$~S_1双侧椎间孔对称性核素摄取（SUV值3.0~3.4），$L_{4\text{-}5}$神经根明显肿胀（SUV值2.0~3.5），$L_{4\text{-}5}$神经根从椎间孔穿出前左侧直径为14mm，右侧直径为13mm（↑）

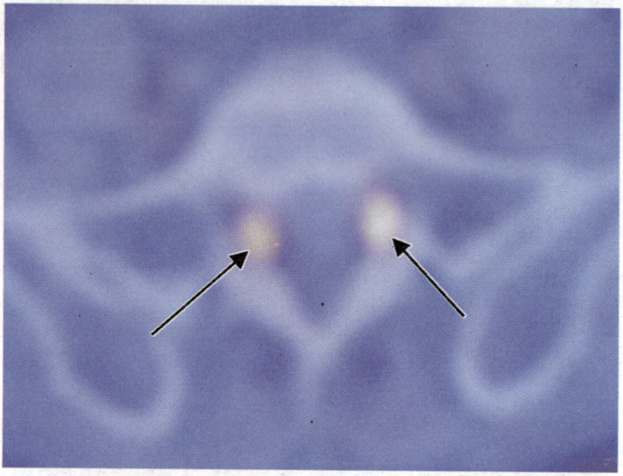

图4-9 左侧睾丸淋巴瘤术后化疗后PET／CT轴位观

同一病例。PET/CT仍见L_{4-5}~S_1双侧神经根对称性增粗，并有放射性核素摄取（SUV值2.0~3.5）（↑）

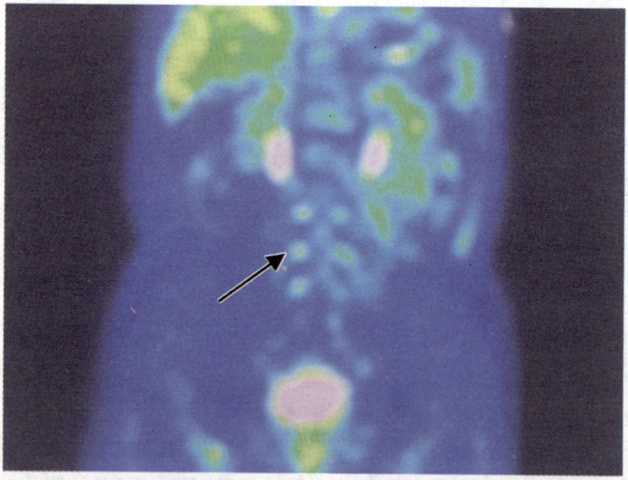

图4-10 左侧睾丸淋巴瘤术后化疗后PET／CT冠状位观

同一病例。PET图仍见L_{4-5}~S_1双侧神经根增粗，并有放射性核素摄取（SUV值2.0~3.5）（↑）

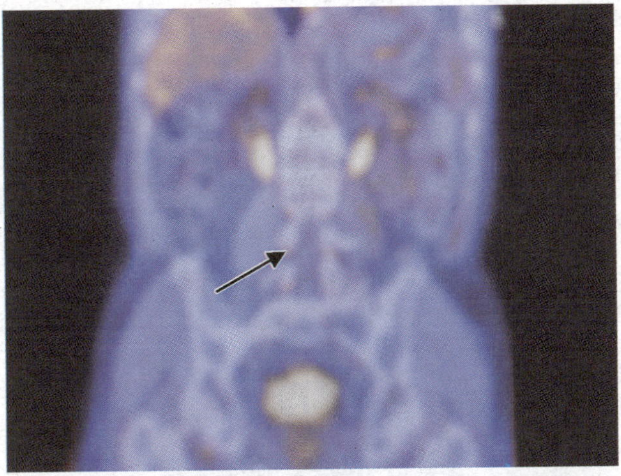

图4–11 左侧睾丸淋巴瘤术后化疗后PET／CT冠状位观

同一病例。PET/CT融合图仍见L_{4-5}~S_1双侧神经根增粗，并有放射性核素摄取(SUV值2.0~3.5)（↑）

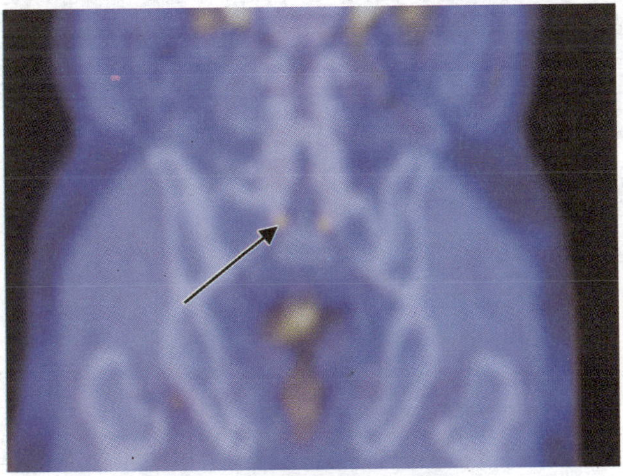

图4–12 左侧睾丸淋巴瘤术后化疗后PET／CT冠状位观

同一病例。PET/CT融合图仍见L_{4-5}~S_1双侧神经根增粗，并有放射性核素摄取(SUV值2.0~3.5)。最后诊断：左侧睾丸淋巴瘤并L_{4-5}~S_1双侧神经根浸润（↑）

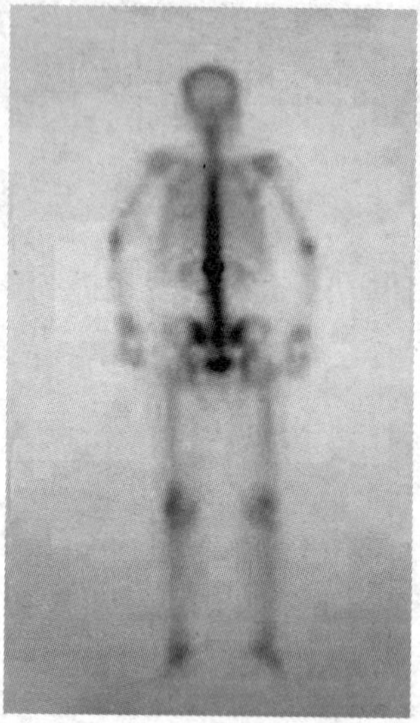

图4-13　右半结肠癌、乳腺癌术后化疗后ECT前后位扫描观

女性，71岁。32年前因右下腹疼痛急诊手术，术中发现右半结肠癌，进行根治。术后26年又因左乳腺肿块并淋巴结转移，行左乳腺根治手术。术后化疗。近期检测癌胚抗原CA持续增高。ECT显示第3前肋及T_{11}、$C_{1、4、5}$、L_{2-3}椎体骨代谢活跃。提示：肿瘤骨转移

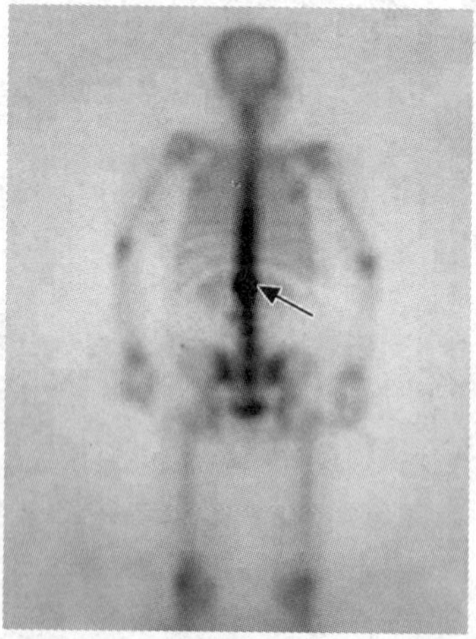

图4-14　右半结肠癌、乳腺癌术后化疗后ECT后前位扫描观

同一病例。ECT后前位仍显示L_{2-3}椎体放射性核素浓聚

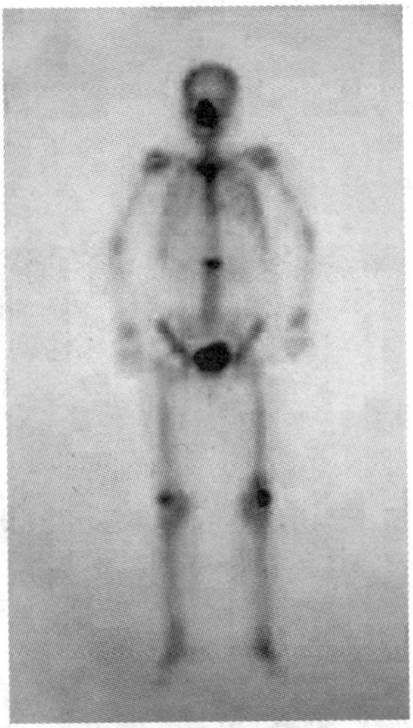

图4-15　右半结肠癌、乳腺癌术后化疗后ECT前后位延迟扫描观

同一病例。ECT经延迟扫描2h后仍见L_{2-3}椎体放射性核素浓聚

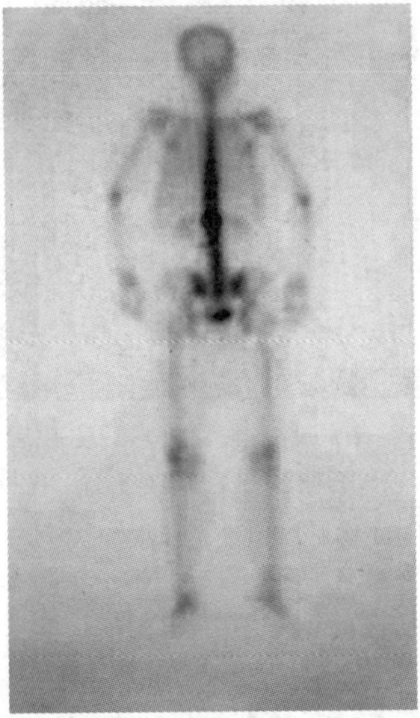

图4-16　右半结肠癌、乳腺癌术后化疗后ECT后前位延迟扫描观

同一病例。ECT经延迟扫描2h后仍见L_{2-3}椎体放射性核素浓聚

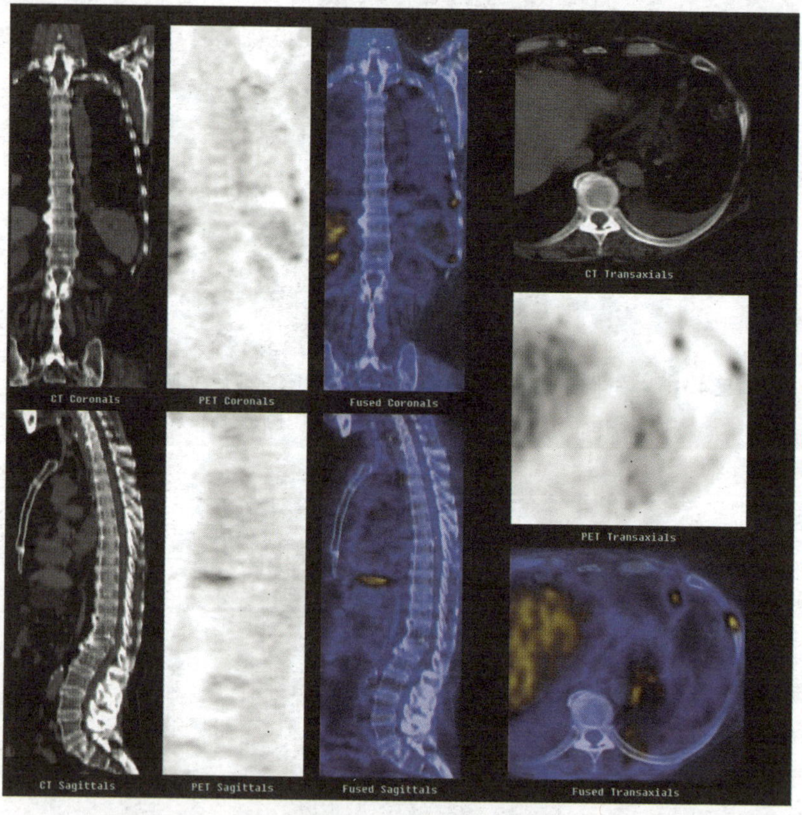

图 4-17　右半结肠癌、乳腺癌术后化疗后 PET/CT 观

同一病例。PET/CT 多幅组合像表现腰椎序列紊乱，$L_{2\text{-}3}$ 椎体成角、变形。相同部位 PET 图像无放射性核素异常摄取

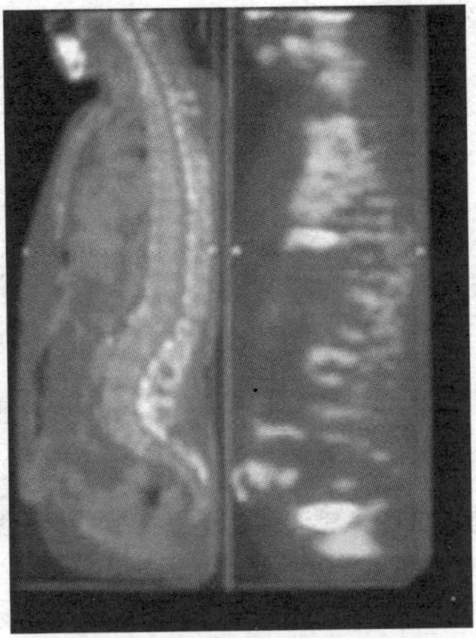

图4-18　右半结肠癌、乳腺癌术后化疗后PET/CT矢状位观

同一病例。PET/CT矢状位可见L_{2-3}椎体前缘呈楔形样变，高度减低，骨质密度增高。上下椎体错位，成角。PET显示L_{2-3}椎体无放射性核素摄取

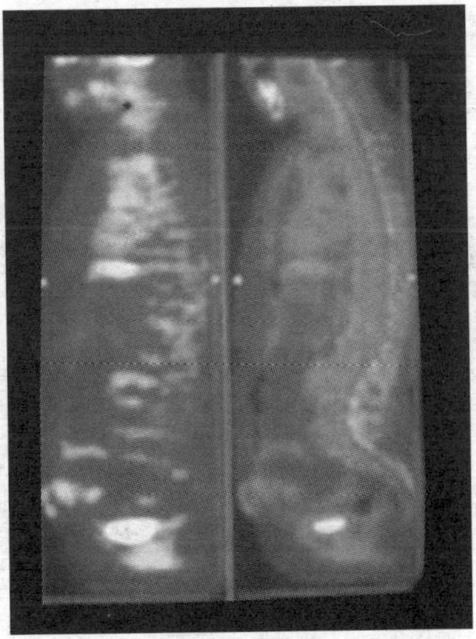

图4-19　右半结肠癌、乳腺癌术后化疗后PET/CT矢状位观

同一病例。PET/CT矢状位中PET/CT融合图与PET图仍见L_{2-3}椎体前缘呈楔形样变，高度减低，骨质密度增高。上下椎体错位，成角。PET显示L_{2-3}椎体无放射性核素摄取

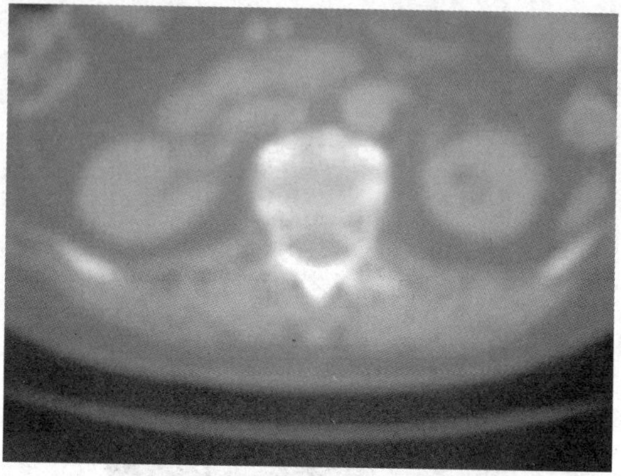

图4–20 右半结肠癌、乳腺癌术后化疗后PET/CT轴位观

同一病例。PET/CT轴位中，CT图片可见L_{2-3}椎体前缘呈楔形样变，骨质密度增高，椎体前缘有双边征。PET显示L_{2-3}椎体无放射性核素摄取

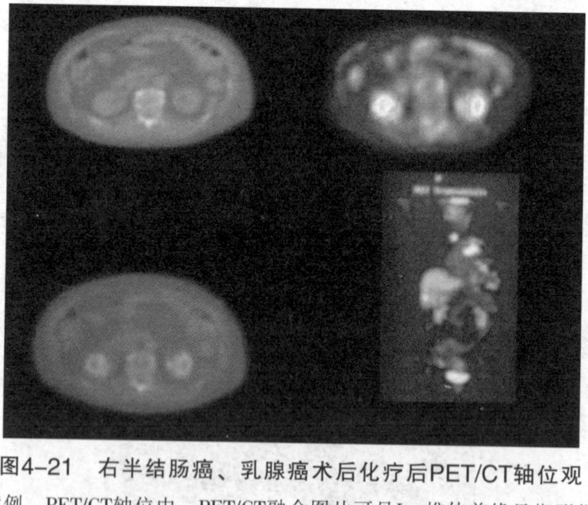

图4–21 右半结肠癌、乳腺癌术后化疗后PET/CT轴位观

同一病例。PET/CT轴位中，PET/CT融合图片可见L_{2-3}椎体前缘呈楔形样变，骨质密度增高，椎体前缘有双边征。PET显示L_{2-3}椎体无放射性核素摄取。最后诊断：L_{2-3}椎体陈旧性骨折

三、病例

(一) 病例1

男性，32岁。头枕部疼痛1月余，无恶心，呕吐，无发热，病前无腹泻、咳嗽史。

【查体】　皮肤黏膜无皮疹、黄染，浅表淋巴结未及，颈软。胸廓无畸形，心肺未见异常。腹软，肝脾未及。脊柱四肢关节无异常。后枕部（头–颈部交界处）无明显包块隆起，局部轻压痛(骨皮质缺损区)。神经系统检查：颈软，脑膜刺激征（–），生理反射存在，病理体征（–）。

1. 实验室检查　血清蛋白电泳均正常。尿本周蛋白阴性。全血检查均正常。

2. 影像学检查

(1) 头颅CT示：骨窗左顶、枕骨内外板皮质缺损，无骨硬化缘。颅内灰白质密度对称，脑室系统、基底节区、幕下未见异常(图4–22~4–25)。

(2) MRI示：颅内未见异常。颅骨骨板破坏显示欠清楚。在颅骨破坏区邻近可见脑实质有轻度疝出影（图4–26~4–29)。

(3) 颅骨正位片示：左顶骨呈钱币状低密度溶骨性缺损，病灶边缘无骨硬化缘，范围约3.8cm × 3.2cm（图4–30)。

(4) 胸片示：胸廓骨性结构对称，肋骨、椎骨、肩胛骨无明显的骨破坏（图4–31)。

(5) 骨盆平片示：右侧骶髂关节面骨质密度增高，骶髂关节间隙变窄。未见溶骨性破坏（图4–32)。

(6) SPECT示：左顶骨、枕骨、右髋关节、骶髂骨放射性核素浓聚，延迟扫描后核素浓聚灶更明显（图4–33~4–35)。诊断：全身多发骨质代谢异常。

本例患者为年轻人，因枕部头疼、头–颈部交界处压痛。偶尔头颅CT检出颅骨破坏。疑似诊断：①嗜伊红肉芽肿；②多发性骨髓瘤；③畸形性骨炎（Paget's病）。本例患者头颅平片显示：左顶骨、枕骨呈多发的钱币状溶骨样破坏，未见骨硬化缘；骨盆平片可见右骶髂关节变窄，关节面骨质密度增高；SPECT前后位显像：头颅骨板障内溶骨破坏区，右骶髂关节均呈放射性核素浓聚；延迟显像后仍见放射性核素浓聚。说明本例患者目前疾病处于进展期，骨代谢活跃。如果出现骨破坏周围有硬化缘则说明疾病进入相对静止期。

【诊断与鉴别诊断】

1. *嗜伊红肉芽肿* 各种影像学检查可见多骨损害，但骶髂关节骨硬化难以解释。

2. *多发性骨髓瘤* 为原发于骨–造血系统骨肿瘤，发病年龄以40~60岁多见。可见多骨损害，肾功损害，发热，贫血。尿本周蛋白阳性，血清蛋白电泳球蛋白增高，肾功能损害多见。本例患者为年轻人，有骨破坏与增生并存，无贫血、肾功损害等表现，故排除。

3. *最后诊断* 畸形性骨炎。还需做的检查：血清碱性磷酸酶、骨碱性磷酸酶；血清钙、磷测定。畸形性骨炎，也称Paget's病，于1877年由James Paget首次报道。多年的研究证实本病是一种慢性病毒感染，尤其是副黏病毒为本病的始动因素，但未直接找到致病病毒。在流行病学调查中发现，15%~30%的患者有阳性家族史。为一种慢性局灶性骨代谢病。近代研究证实，18q染色体基因异常，导致多骨形态异常及多种形态的骨破坏。病变部位呈溶骨性或成骨性交错进行的病理改变，文献报告在病理损害邻近关节时，病史中可有痛风性骨关节炎、类风湿性关节炎，或强直性脊柱炎等慢性非炎症性关节病，并随患者年龄的增大发病的几率增多。

在各种影像学检查中，X线平片、CT、MRI结合SPECT显像综合分析，可以将这复杂的疾病表现、多骨损害改变迅速理清。尤其SPECT显像，在疾病诊断中为简单、快捷的诊断方法之一。

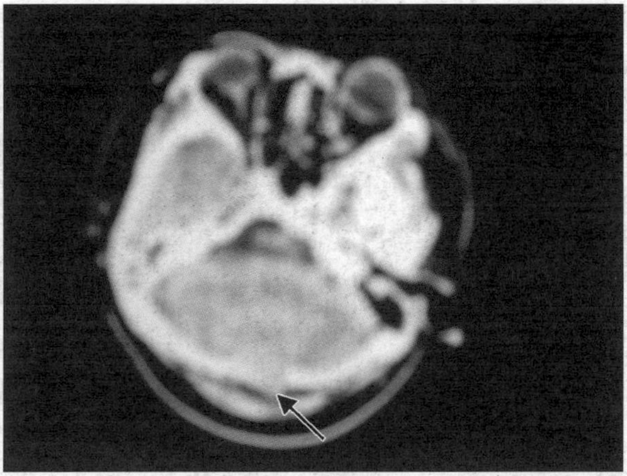

图4-22　畸形性骨炎头颅CT观

男性，32岁。头枕部疼痛1月余，无恶心，呕吐，无发热，病前无腹泻、咳嗽史。头颅CT软组织窗显示枕骨颅板缺损（↑）

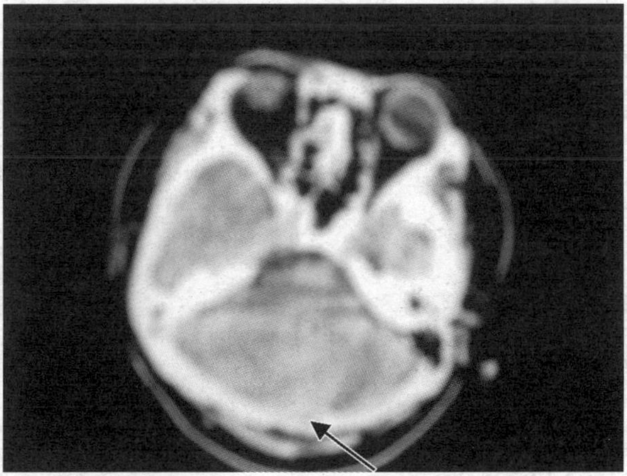

图4-23　畸形性骨炎头颅CT观

同一病例。软组织窗显示：枕骨内外板缺如。竖头肌与缺损的颅板之间脂肪间隙清晰（↑）

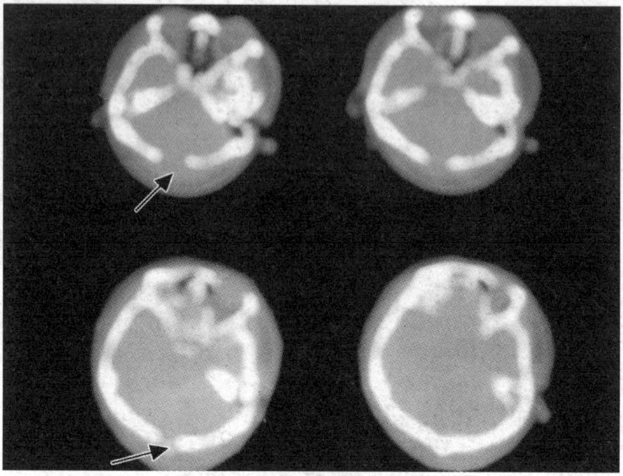

图4–24　畸形性骨炎头颅CT观

同一病例。多层面组合像骨窗显示颅底枕骨缺损区（↑）

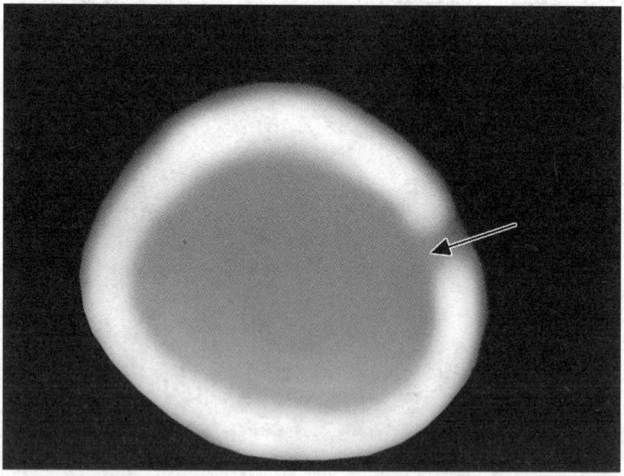

图4–25　畸形性骨炎头颅CT观

同一病例。颅顶骨窗显示左顶骨内外板障缺损、中断（↑）

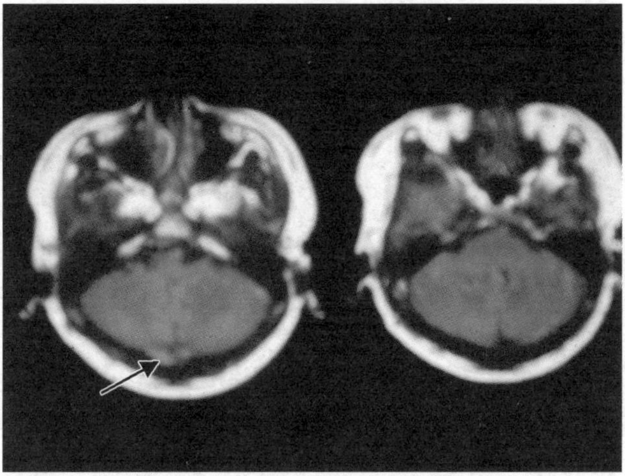

图4-26 畸形性骨炎头颅CT观

同一病例。多层面组合像骨窗显示颅底骨缺损区局部可见有软组织疝出信号（↑）

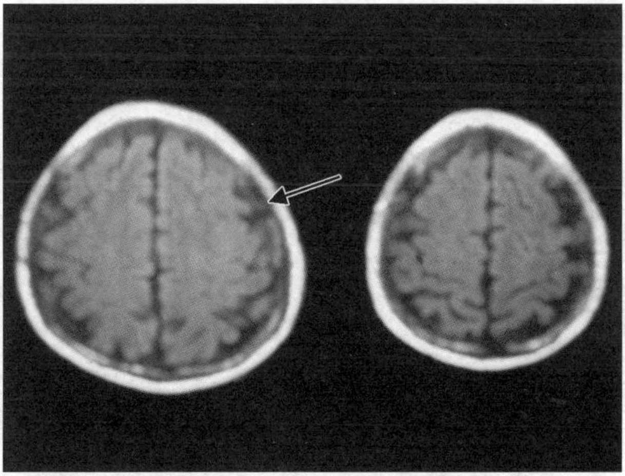

图4-27 畸形性骨炎头颅MRI观

同一病例。多层面组合像骨窗显示颅底骨缺损区右顶骨皮质缺损，也可见颅内软组织填充（↑）

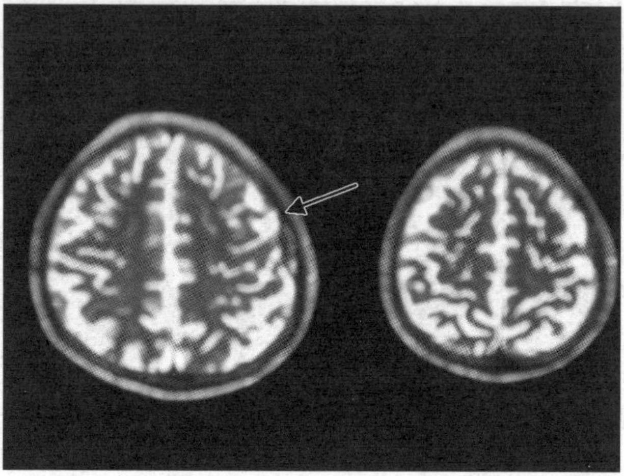

图4-28　畸形性骨炎头颅MRI观

同一病例。同一部位T_2加权像显示左顶骨骨缺损区（↑）

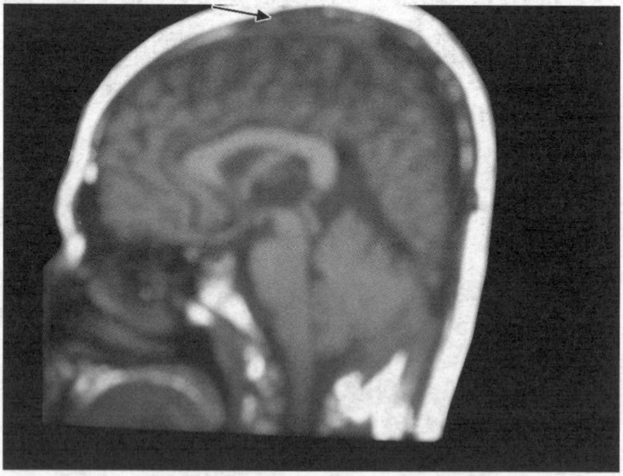

图4-29　畸形性骨炎头颅MRI观

同一病例。同一部位矢状位T_1加权像顶骨骨缺损区（↑）

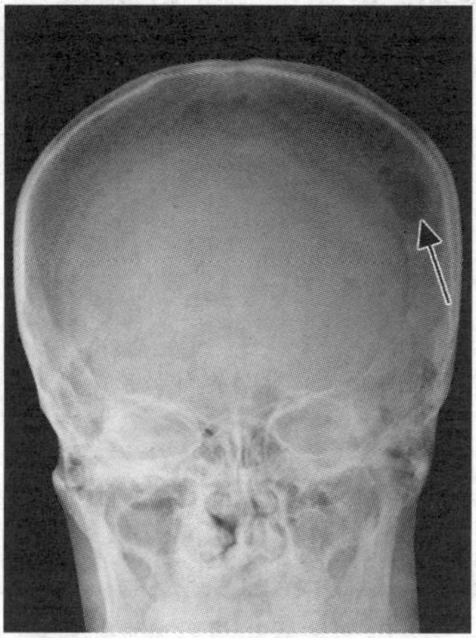

图4-30　畸形性骨炎头颅X线平片观

同一病例。头颅X线平片正位，可见左顶骨呈钱币状低密度溶骨样破坏，破坏区周边无骨硬化缘（↑）

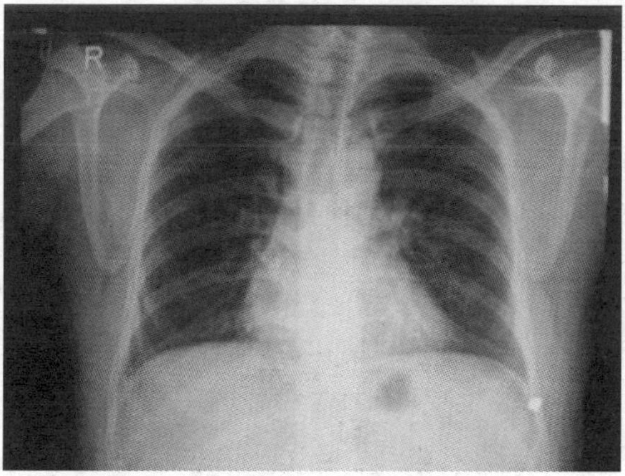

图4-31　畸形性骨炎胸部X线正位片

同一病例。胸片显示：胸廓骨性结构完整、对称。肋骨、肩胛骨、胸椎椎体无骨破坏

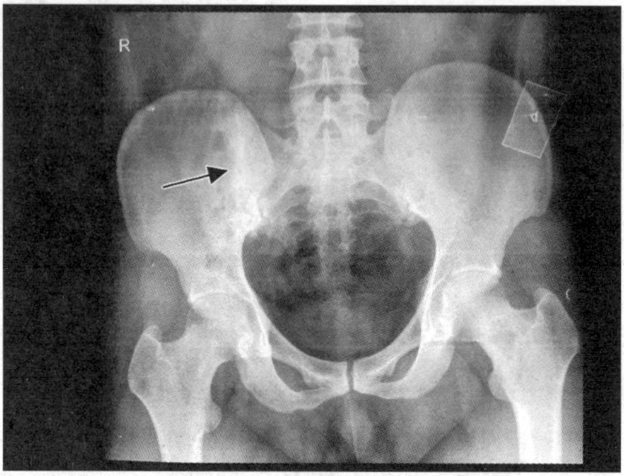

图4-32　畸形性骨炎骨盆X线平片观

同一病例。骨盆平片显示：左侧骶髂关节间隙清楚；右侧骶髂关节间隙骨质密度增高，且见骨硬化缘（↑）

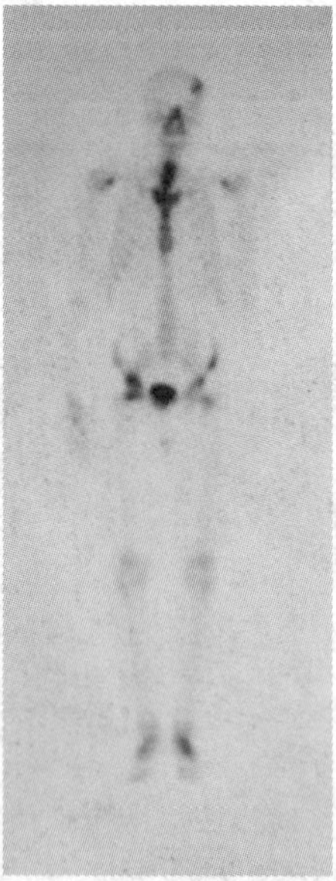

图4-33　畸形性骨炎SPECT观

同一病例。SPECT显像：前位观可见左顶骨、右侧股骨头、双侧骶髂关节均呈放射性核素高摄取

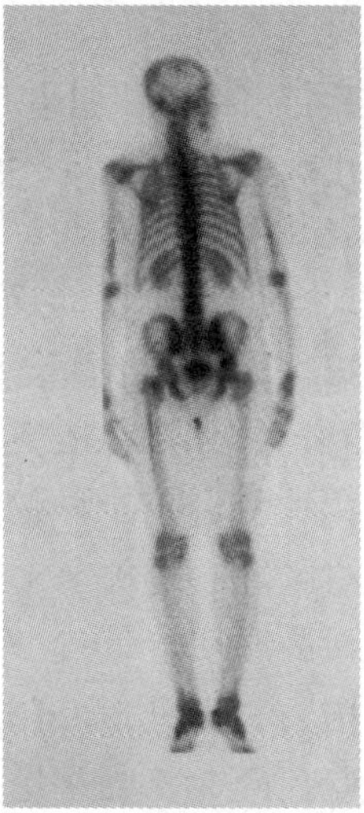

图4-34　畸形性骨炎SPECT观

同一病例。SPECT显像：后位观可见左顶骨、右侧股骨头、双侧骶髂关节均呈放射性核素高摄取

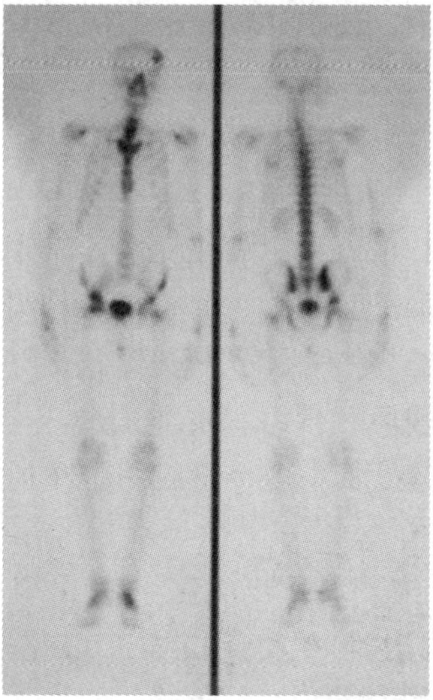

图4-35　畸形性骨炎SPECT观

同一病例。ECT显像：ECT延迟显像后，可见左顶骨、右侧股骨头、双侧骶髂关节放射性核素摄取浓聚更高

（二）病例2

男性，12岁。右足肿胀12年，加重不能行走，青紫3月余。该患儿出生既有右足面肿胀。皮色正常。3个月前右足肿胀加重，逐渐波及右膝关节以下，并伴局部疼痛，右下肢皮肤破溃，流暗红色浆液。不能下地行走。下肢与足部皮肤颜色出现间断性紫红色—紫蓝色—青紫色改变。当患肢抬高，休息后青紫色有缓解。

【查体】　发育、营养均较同龄儿差。站立位右下肢膝关节平面以下的体表肤色呈大片紫蓝色，伸侧胫前区局部有高出皮面的结节，呈团块状静脉曲张。右踝关节上5cm处皮肤有裂纹，有暗红色浆液渗出。右足面肿胀明显，皮肤颜色亦呈淡紫色。当下肢，或足下垂持续时间增长，可见皮肤隆起，肤色逐渐呈现深紫色，并见高出皮面的紫蓝色隆起。当平卧，右下肢、足水平位前症则好转，肤色逐渐转为淡紫色。右侧腹股沟淋巴结蚕豆大，质地中等，压痛明显。右足背动脉搏动可触及，足面压痛明显，局部皮肤呈紧张性水肿。皮温双侧对称，双侧足趾外形正常、对称。

1. 实验室检查　白细胞计数 1.2×10^9/L，中性粒细胞76%，淋巴细胞计数24%，红细胞计数 4.8×10^{12}/L，血红蛋白 1.08×10^9/L，血小板计数 3.1×10^9/L。

2. 影像学检查

（1）X线平片：正位显示右足距骨、舟状骨、楔骨骨形态正常。皮质变薄。骨质密度减低。足中部诸骨间隙增宽（图4–36）。

（2）CT扫描：显示右足背肿胀明显。舟状骨、楔骨形态异常。皮质欠光滑。破坏区骨组织皮质变薄、小梁稀疏、骨质密度减低。三维重建图像显示：多个骨组织呈虫蚀样溶骨破坏（图4–37~4–39）。

（3）SPECT扫描：用 ^{99m}Tc–亚甲基二磷酸盐（^{99m}Tc–MDP）做显像剂，进行放射性核素骨扫描，可见右足放射性核素局部摄取呈高浓聚（图4–40）。

3. 病理活检　内可见小团状增生的短段性细胞，细胞间有小腔隙形成。考虑：血管内皮肿瘤（图4–41）。

【诊断与鉴别诊断】

1. 诊断要点　患儿体表皮肤有毛细血管痣、血管瘤、静脉曲张、受血管瘤侵袭破坏的骨组织与软组织增生肥大。前述任意两项即可诊断。

2. 鉴别诊断

颅面血管瘤病：发生在颜面部血管瘤要与本病鉴别。颅面血管瘤病的血管痣主要分布在三叉神经上颌支，呈葡萄酒样，不高出皮面，同侧巩膜也有淡褐色色素沉着。患儿有癫痫发作，对侧肢体轻瘫，智力减退。头颅 X 线平片可见颅内有双轨状钙化。头颅 CT 可见脑表面呈脑沟回状粗大的钙化灶。

3. 最后诊断　血管畸形骨肥大综合征。

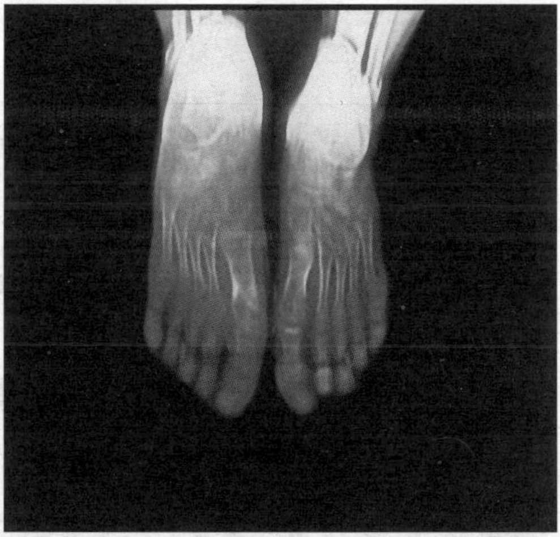

图4–36　先天性血管瘤病X线平片观

男性，12岁。右足肿胀12年，加重不能行走，青紫3个月。双足X线平片可见：舟状骨、楔骨骨皮质变薄，骨质密度减低。足中部诸骨间隙增宽

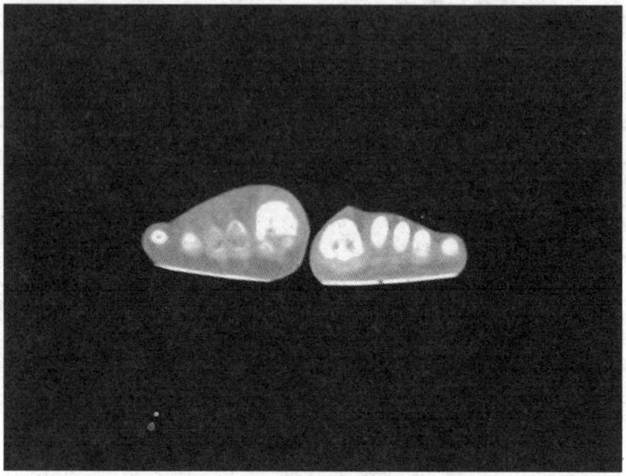

图4-37　先天性血管瘤病CT观

同一病例。CT轴位像可见软组织肿胀，患侧趾骨骨皮质光滑，骨质密度较健侧稍有减低

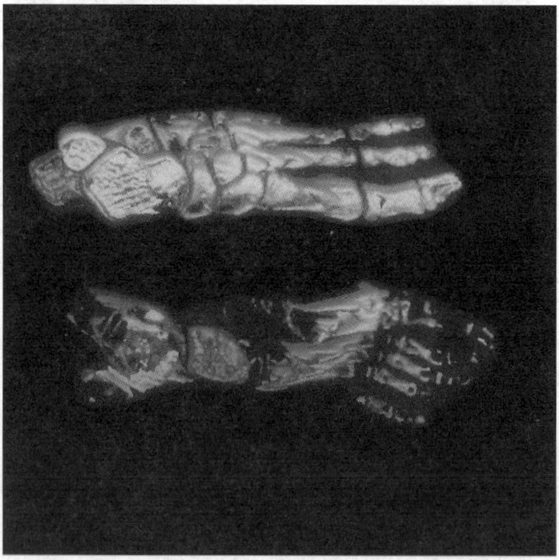

图4-38　先天性血管瘤病CT观

同一病例。当采用多层螺旋CT的三维重建技术后，重建图像水平位可见受累的骨组织有溶骨性破坏，包括：右足的舟状骨、楔骨、距骨以及远端的趾骨呈不规则形溶骨性破坏

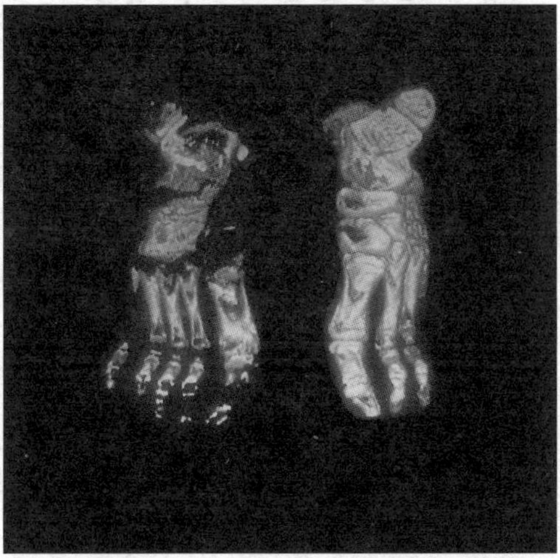

图4-39　先天性血管瘤病CT观

同一病例。采用多层螺旋CT的三维重建技术重建图像垂直位可见受累的骨组织有溶骨性破坏，包括：右足的舟状骨、楔骨、距骨以及远端的趾骨呈不规则形溶骨性破坏

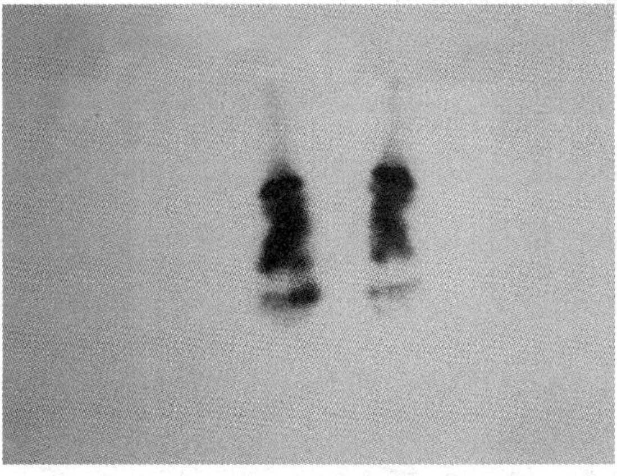

图4-40　先天性血管瘤病SPECT观

同一病例。SPECT：用^{99m}Tc-MDP骨血流灌注显像：显示患侧病变局部骨破坏区域较健侧明显，放射性核素呈高摄取。包括：右足的舟状骨、楔骨、距骨以及远端的趾骨呈不规则形溶骨性破坏区

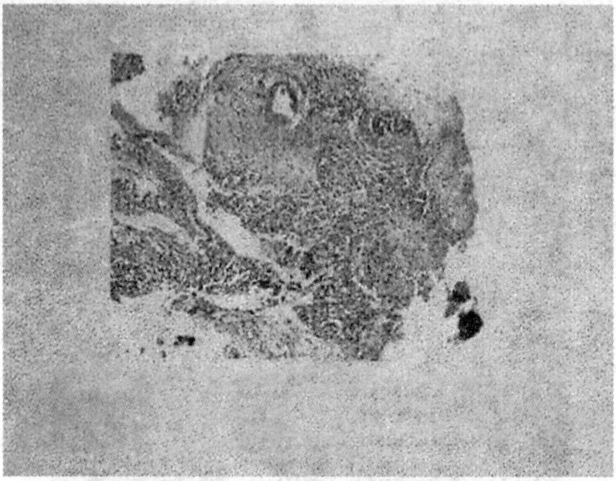

图4-41　先天性血管瘤病病理

镜检：低倍（10×）片中可见少许骨组织和纤维、脂肪组织，其内可见小团状增生的短段性细胞，细胞间隙有小腔隙形成。因此，考虑为血管内皮肿瘤

第五章　PET/CT基本知识

一、PET/CT概述

PET/CT，全称叫正电子发射计算机断层成像。采用的放射性核素（示踪剂）是正电子。由加速器生产的，产生的放射性核素含中子很少，或贫中子。正电子湮没时产生的γ光子是双向、成对的，所以称正电子发射计算机断层成像。PET成像方式是三维的。PET/CT利用人体基本组成元素标记正电子放射性核素，可参与活体内生物代谢。

于1995年首先研制成功PET。它是一种功能显像检查。2002年PET/CT在北美放射学会正式市场化，将PET功能显像与CT显示解剖定位的图像同机融合在一起的发射型计算机断层成像设备，是继CT、MRI之后用于临床的一种无创、高分辨率的分子影像诊断技术。

二、PET/CT组成

其外形构造与多排螺旋CT机一样（图5-1~5-3）。将PET/CT安装在同一扫描机架内，但外形较一般CT机架要厚得多。内部结构主要由探测器、不使用准直器，采用符合探测，也称电子准直。机架、控制台、计算机、外围辅助设备、医师工作站（包括文图处理、报告书写、图片打印）、小型回旋加速器制药设备(图5-4)。

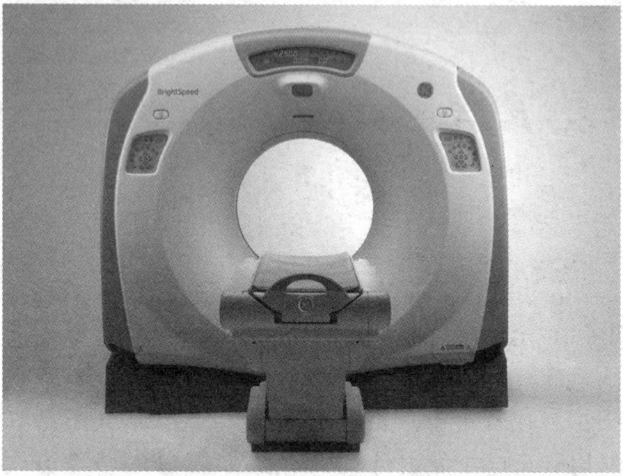

图5-1　PET/CT机的外形

正面观外形与多层螺旋CT机一样，包括扫描框架和可移动、可升降的检查床

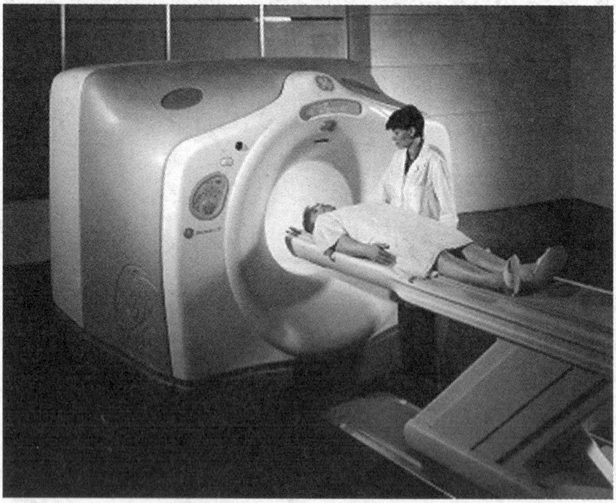

图5-2　PET/CT机的外形

侧面观外形与多层螺旋CT机一样，包括扫描框架和可移动、可升降的检查床

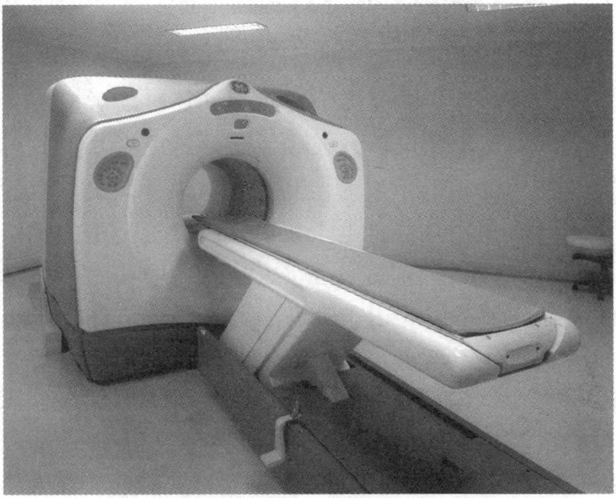

图5-3　PET/CT机的外形

侧面观外形与多层螺旋CT机一样，包括扫描框架和可移动、可升降的检查床

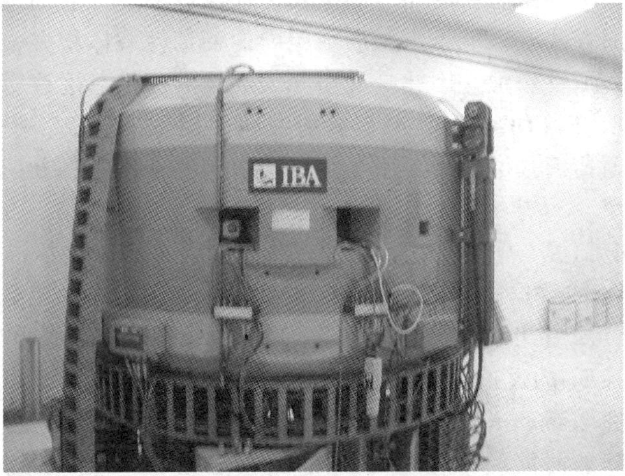

图5-4　PET/CT相匹配的回旋加速器

回旋加速器可以在病员做好准备后（早晨空腹、测定血糖、称体重、量身高），向药师或物理师报告病人所需剂量，即时生产^{18}F-FDG或^{13}N-NH_4等放射性核素

三、PET/CT使用放射性示踪剂

PET/CT与SPECT一样也属于发射型计算机断层成像，为放射性药物完全依赖型影像设备。在成像前要给患者注射放射性示踪剂。PET/CT使用的正电子放射性药物均为人体内最基本的生物元素——^{18}F、^{13}N，采用这些正电子放射性核素标记后的示踪剂，可如实地反映人体内组织细胞的基本代谢，酶学活性，受体活性，RNA、DNA合成和基因表达。PET/CT为一种先进的分子水平的功能成像方法。将人体内正常存在的代谢物质，例如葡萄糖、蛋白质、脂肪酸等化合物，标记上衰减很快的放射性核素。临床上最常用的放射性核素为^{18}氟脱氧葡萄糖，简称^{18}F-FDG，是葡萄糖的模拟物。在人体内可竞争性的被组织细胞摄取、吸收。在人体细胞内葡萄糖己糖激酶作用下生成6-磷酸-FDG后就不再代谢。^{18}F-FDG这种化合物，本身带有负电荷，不易透过组织细胞膜。一旦透入则可以较长时间滞留在细胞内，借此所在组织细胞可以显像。

肿瘤细胞是恶性的无节制生长，代谢旺盛。肿瘤细胞以无氧糖酵解的方式获取能量。肿瘤细胞内的葡萄糖载体增多，细胞内磷酸化酶活性增加。因此，肿瘤原发灶及淋巴结、远位转移灶内细胞摄取^{18}F-FDG增多，或有放射性核素高浓聚现象，提示组织细胞的葡萄糖代谢活跃，用于肿瘤诊断与鉴别诊断、分期，指导临床治疗。

PET/CT是一种半定量诊断方法。采用^{18}F-FDG的标准摄取值(SUV值) 的数据高低来判断疾病的性质。在图像中选定高摄取区域的单位质量组织，测定摄取^{18}F-FDG数值与全身平均单位质量摄取^{18}F-FDG的比值。局部组织测得SUV值增高，提示组织葡萄糖代谢活性增高。一般肿瘤病灶内SUV值明显增高，当进行延迟扫描后，随着时间的推移^{18}F-FDG的摄取值更高。它使肿瘤原发灶及淋巴结、远位转移灶同时可见放射性核素摄取增高，提示肿瘤已进入转移。一般炎症虽然也有高摄取，如右肺门炎症，随着时间推移这种高摄取会逐步减弱，但肺内结核病属于特异性炎症，有时可出现假阳性，必须结合病人具体情况分析诊断。例如：右肺下叶背段结核延迟扫描。

心脏检查采用半衰期很短的$^{13}N-NH_4$，半衰期仅有20min，用于检测冠状动脉血流储备（coronary flow reserve，CFR），来了解冠状动脉内皮细胞依赖的CFR功能；它是反映冠脉血流动力学变化的敏感指标之一。PET/CT心肌血流灌注显像是目前国际公认的准确探测心肌血流量（MBF）的无创性检测方法。

四、PET/CT应用范围

1. 检出、发现全身各处的肿瘤

（1）健康体检，通过体检，对于亚临床的肿瘤及早发现，早期治疗，可以提高肿瘤患者5年生存率（图5–5，5–6）。目前的健康查体的方法、手段很多，不外乎医师根据循证医学通过物理检查发现某些疾病；通过血液化验相关的癌胚抗原、肿瘤特异蛋白、病毒抗原。而作为特异性肿瘤筛查，如肿瘤高危人群中筛查肺癌、乳腺癌等，利用肿瘤的特殊代谢进行MRI全身弥漫加权成像，以PET/CT检查阳性率最高。

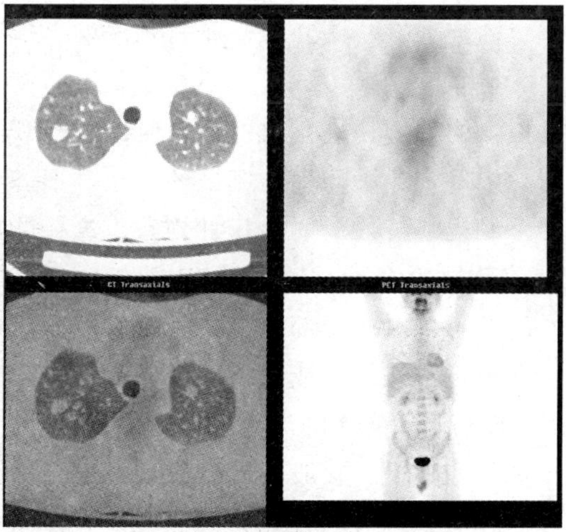

图5–5　PET/CT用于健康体检

男性，32岁。在健康体检中检出亚临床、无症状的肺内结节

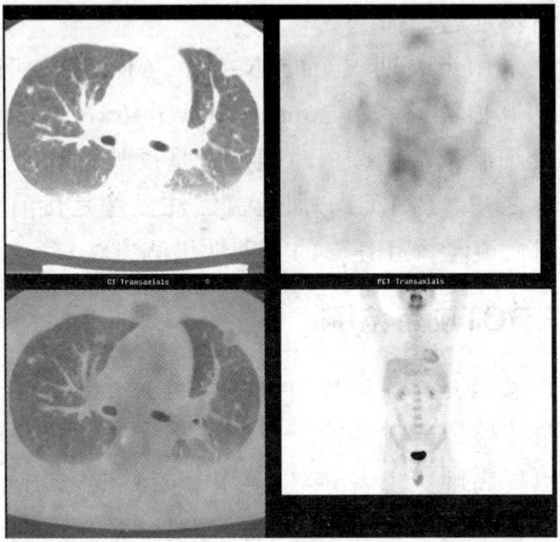

图5-6 PET/CT用于发现病灶，并对检出的病灶进行良、恶性质的鉴别

良性病灶，随时间推移，核素摄取值逐渐衰减，而恶性病灶，放射性核素随时间推移摄取增多

（2）对体内肿瘤的良、恶性的鉴别（图5-7~5-11）。

（3）对已检出的肿瘤进行分期（TNM），并根据患者病情制订相应的个体化治疗方案（图5-12，子宫颈癌淋巴转移可以首选放射治疗）。

（4）对已检出的肿瘤在进行放射治疗前，经PET/CT进行定位后，将定位图像中确定的肿瘤生物靶区的大小、形态和距离体表的深度等数据，经光缆传入放射治疗计划室，进行严格、精确的肿瘤部位治疗前计划的设置。长安医院PET/CT中心-放疗科共同完成这项工作后，不仅对病变部位提高肿瘤组织照射剂量比，集中杀伤肿瘤，保护正常组织；或损伤很少，或对于肿瘤术前确定手术切除范围；提高肿瘤病人的治愈率和生存率（图5-12~5-18）。

（5）对于颈部、腋下、腹股沟等处发现淋巴结肿大，病理活检证实的转移性肿瘤，PET/CT能很好地在全身各个组织脏器内寻找原发部位（图5-12~5-18）。

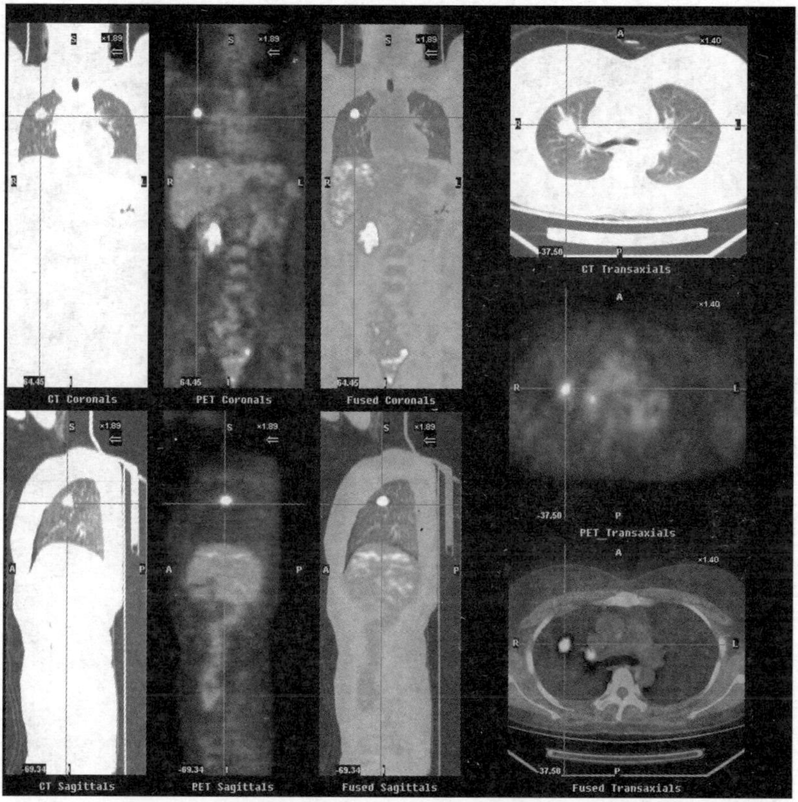

图5-7　肺内孤立结节性质鉴别

女性，47岁。每年例行健康查体，发现右肺上叶孤立性结节影。为明确结节性质，进行全身PET/CT检查。多幅组合图显示：肺内孤立结节有放射性核素高摄取(SUV值4.6~6.8)

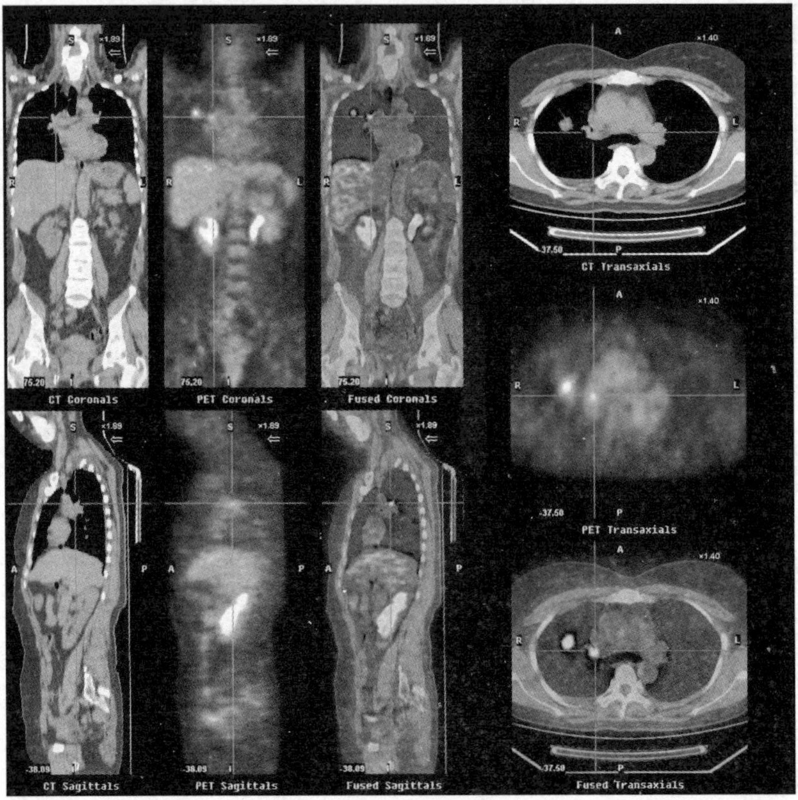

图5–8　肺内孤立结节性质鉴别

同一病例。进行全身PET/CT检查延迟扫描后。多幅组合图像显示：肺内孤立结节放射性核素随时间推移，高摄取增加（SUV值8.6~12.1），并见右肺门淋巴结增大，核素摄取增高（SUV值5.7）

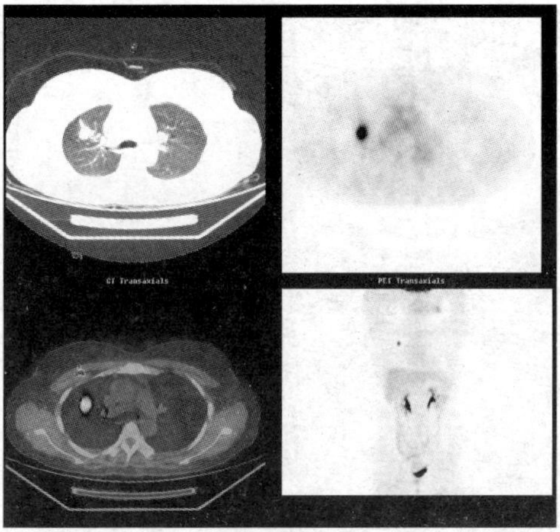

图5–9　肺内孤立结节性质鉴别

同一病例。进行全身PET/CT检查轴位显示：右肺上叶前段孤立结节有粗短的毛刺征及血管纠集征，周围肺纹理粗乱。左上图显示肺窗。右上图可见肺内结节有核素摄取。左下图为PET/CT融合图，不但显示肺内结节确切解剖部位，而且结节的放射性核素摄取也显示清楚

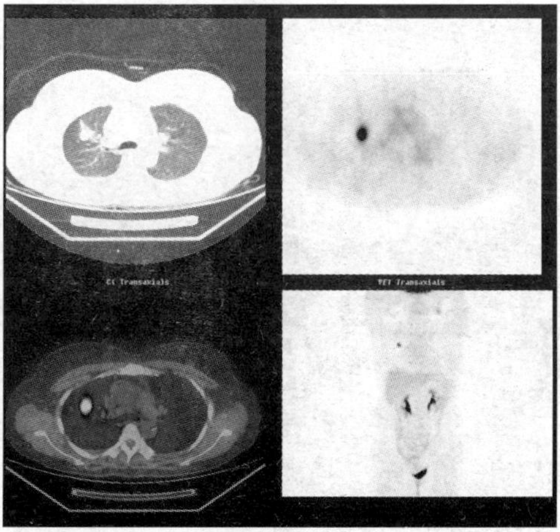

图5–10　肺内孤立结节性质鉴别

同一病例。进行全身PET/CT轴位显示：下一层面仍见右肺上叶前段孤立结节有粗短的毛刺征及血管纠集征，周围肺纹理粗乱。左上图显示肺窗。右上图可见肺内结节有核素摄取。左下图为PET/CT融合图，不但显示肺内结节确实解剖部位，而且结节的放射性核素摄取也显示清楚。最后在CT引导下穿刺，病理证实：腺癌

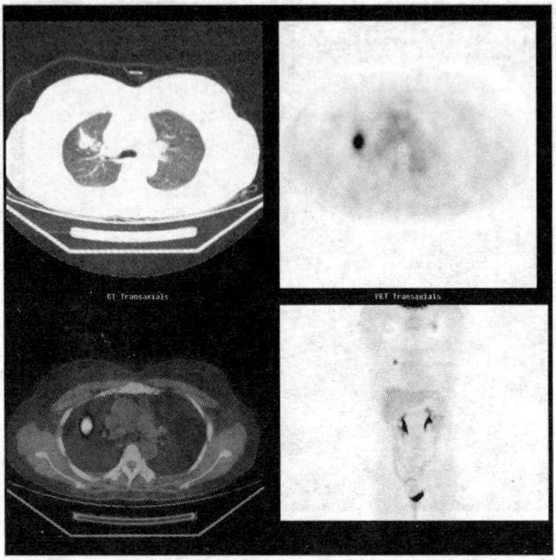

图5–11　PET/CT对检出肿瘤进行分期

同一病例。肿瘤分期右肺肺癌（周围型、腺癌）并肺门淋巴结转移，Ⅱ期

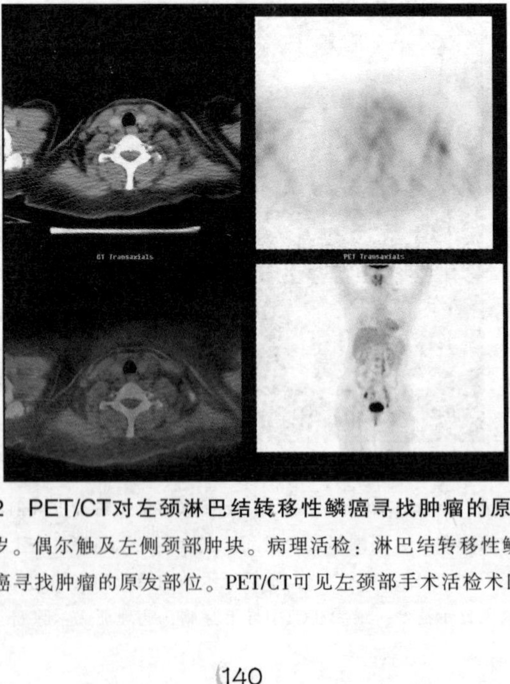

图5–12　PET/CT对左颈淋巴结转移性鳞癌寻找肿瘤的原发部位

女性，42岁。偶尔触及左侧颈部肿块。病理活检：淋巴结转移性鳞癌。对左颈淋巴结转移性鳞癌寻找肿瘤的原发部位。PET/CT可见左颈部手术活检术区高摄取（SUV值5.4~6.8）

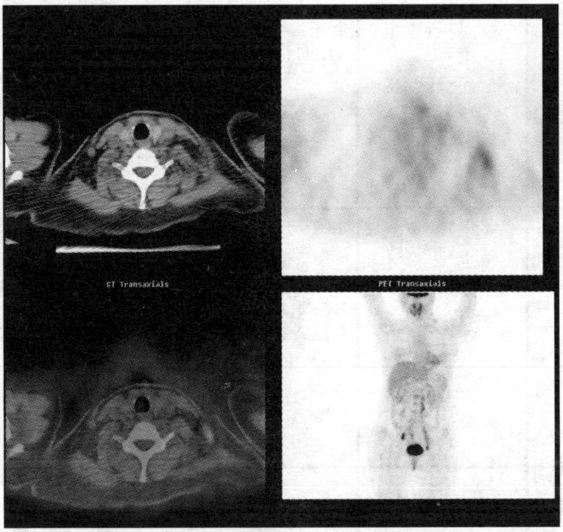

图5–13 PET/CT对左颈淋巴结转移性鳞癌寻找肿瘤的原发部位

同一病例。PET/CT颈部扫描下一层面仍见术区核素高浓聚

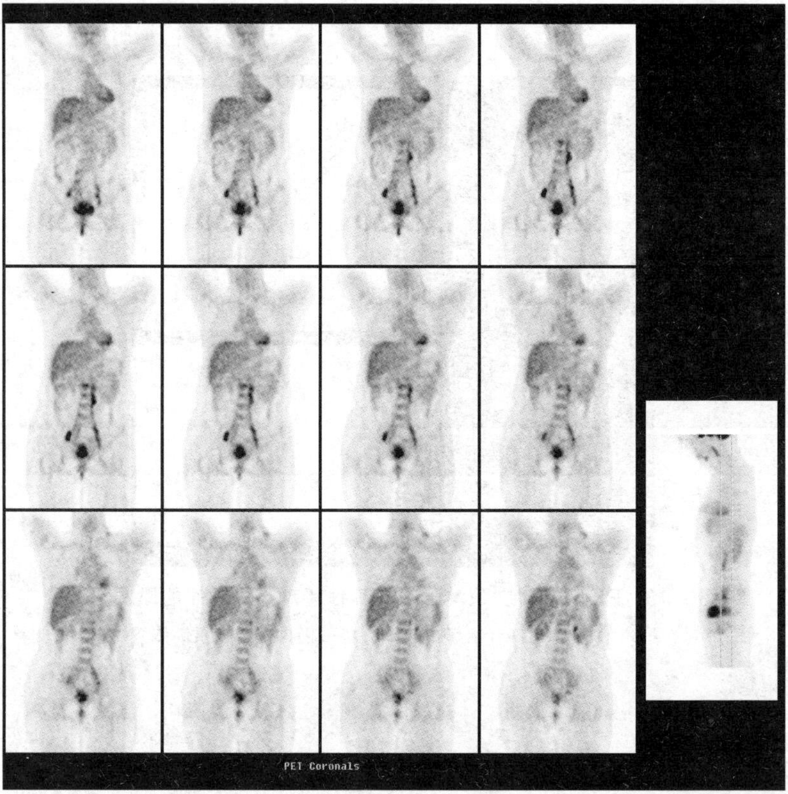

图5-14　PET/CT对左颈淋巴结转移性鳞癌寻找肿瘤的原发部位

同一病例。PET多幅组合图片显示：子宫颈有放射性核素浓聚

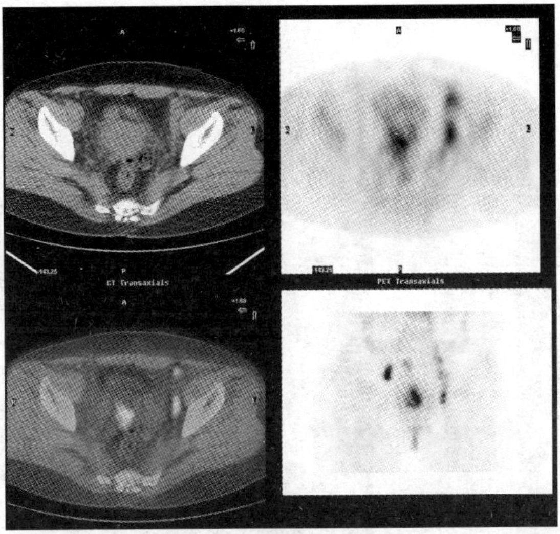

图5–15　PET/CT对左颈淋巴结转移性鳞癌寻找肿瘤的原发部位

同一病例。PET/CT多幅组合图片显示：子宫颈有放射性核素浓聚（SUV值6.4~8.7）

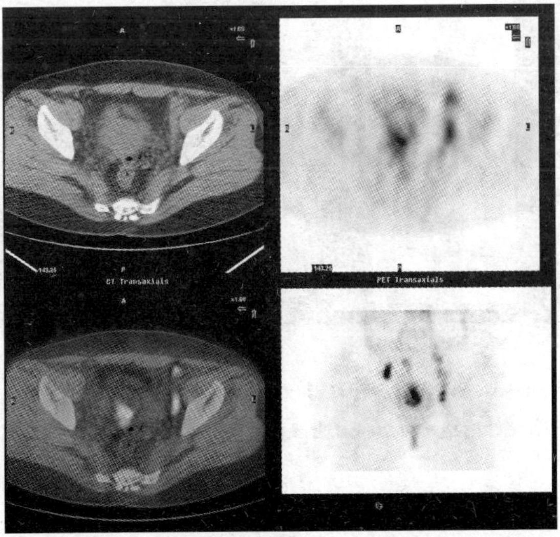

图5–16　PET/CT对左颈淋巴结转移性鳞癌寻找肿瘤的原发部位

同一病例。PET/CT多幅组合图片显示：下一层仍见子宫颈有放射性核素浓聚

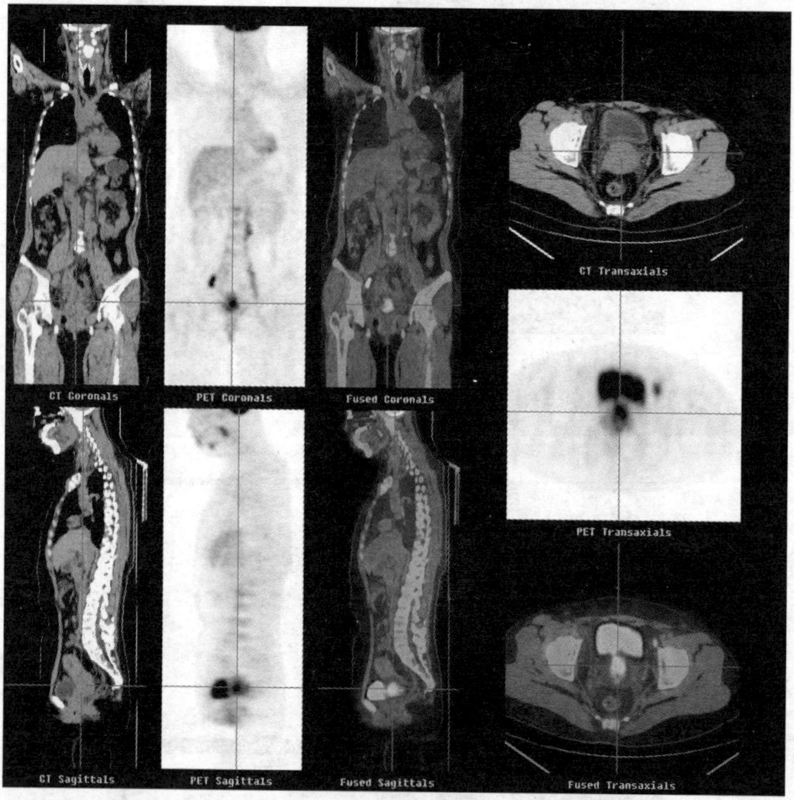

图5–17　PET/CT观

同一病例。PET/CT多幅组合图像显示左侧宫颈有核素高摄取。对该患者进行了PET/CT延迟扫描，可见宫颈局部放射性核素摄取值更高（SUV值18~24）

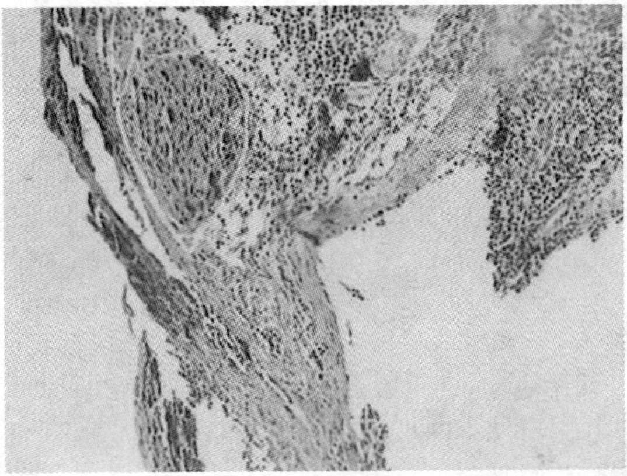

图5-18　宫颈病理图片

同一病例。对本例进行妇科检查，发现宫颈肥大，糜烂，触之易有出血。在宫颈5点钟位置取病理活检。病理活检证实：宫颈鳞状细胞癌。左侧颈部淋巴结转移性鳞癌来自子宫颈。最后诊断：子宫颈癌Ⅲc期

（6）对已进行手术或放、化疗后的肿瘤，通过PET/CT检查，评估治疗结果（图5-19~5-29）。

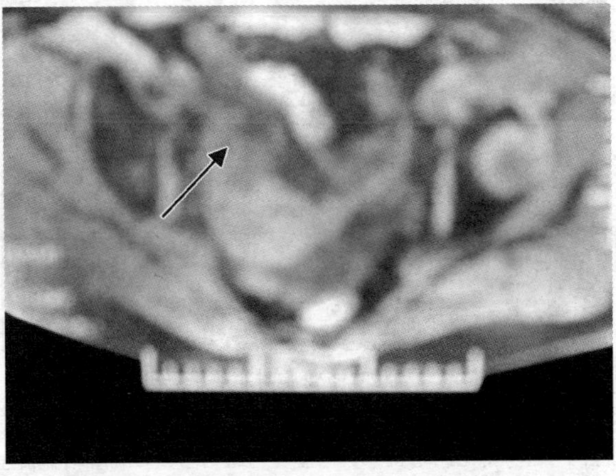

图5-19　右侧输卵管癌术前MRI轴位观

女性，53岁。腹部不适2月余。B超发现右侧卵巢、子宫壁肿块回声并可探及盆腔积液。术前MRI T_1加权像检出子宫右侧旁、卵巢有2.3cm × 4.9cm大小等信号肿块影，其内信号不均匀，边缘不清晰

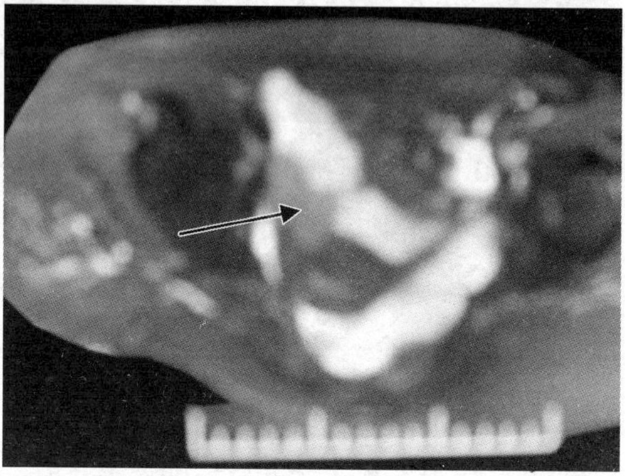

图5–20　右侧输卵管癌术前MRI轴位观

同一病例。术前MRI T_2加权像检出子宫右侧旁、卵巢有2.3cm × 4.9cm大小等信号肿块影，其内信号不均匀，边缘不清晰

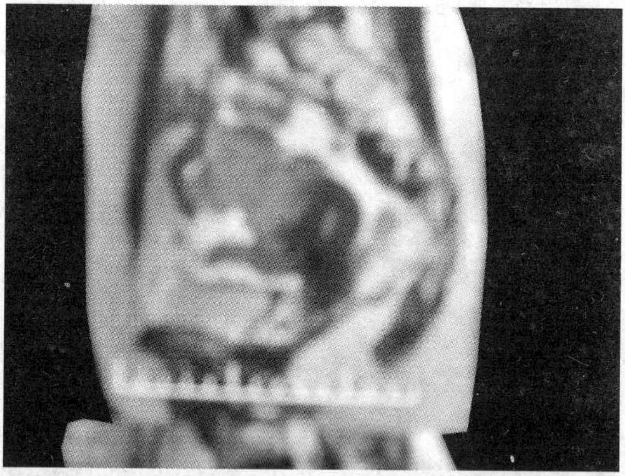

图5–21　右侧输卵管癌术前MRI矢状位观

同一病例。术前MRI T_1加权像矢状位检出子宫右侧、卵巢旁等信号。术中可见右侧输卵管增粗，子宫旁淋巴结增大。大网膜、乙状结肠、膀胱壁均有粘连、增厚。术中冰冻病理切片：右侧输卵管癌（低分化腺癌）Ⅲb期，浸润输卵管壁全层。手术行子宫、输卵管、卵巢、腹腔淋巴结全切除，大网膜、乙状结肠部分切除，膀胱部分剥离

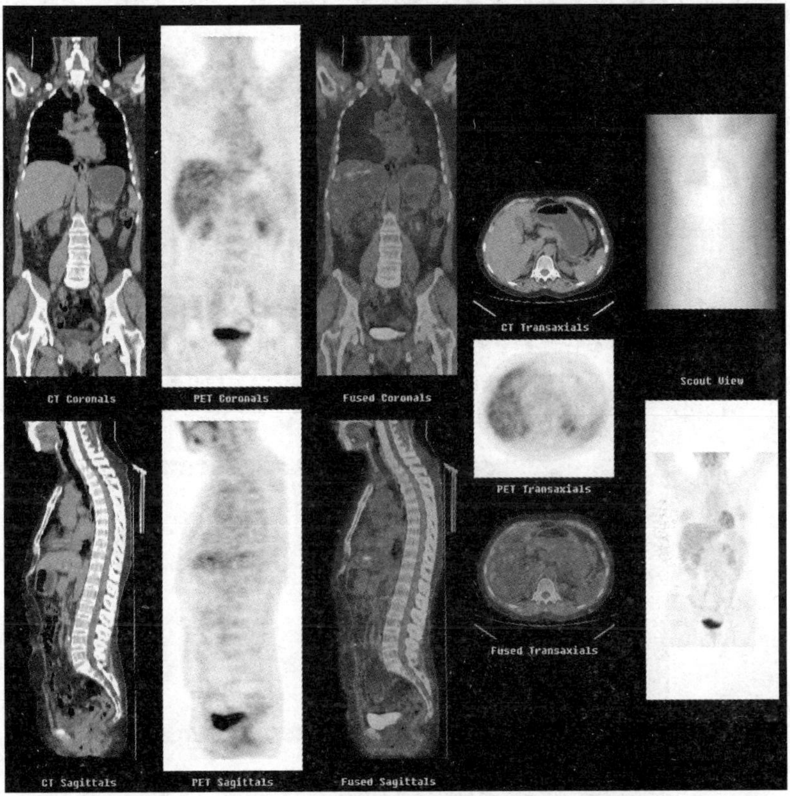

图5-22　右侧输卵管癌Ⅲb期术后7个月、化疗后PET/CT观

同一病例。全身PET图像显示无异常放射性核素摄取

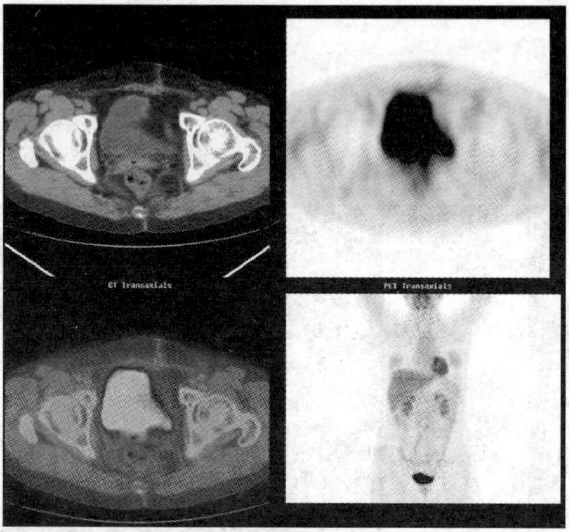

图5-23　右侧输卵管癌Ⅲb期术后7个月、化疗后PET轴位观

同一病例。PET/CT图像显示盆腔术区无异常放射性核素摄取

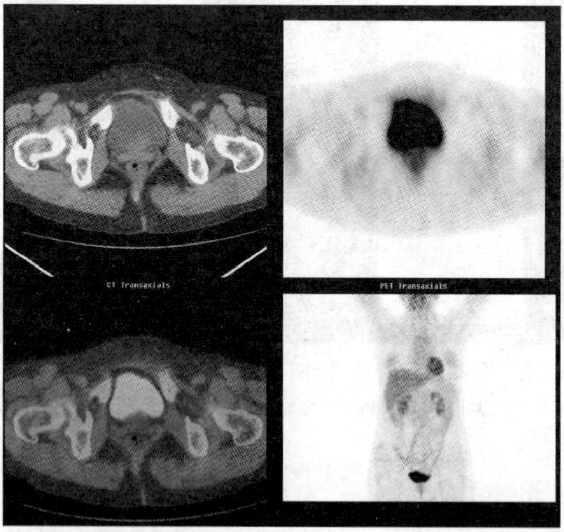

图5-24　右侧输卵管癌Ⅲb期术后7个月、化疗后PET/CT轴位观

同一病例。PET/CT图像显示：下一层面盆腔术区无异常放射性核素摄取

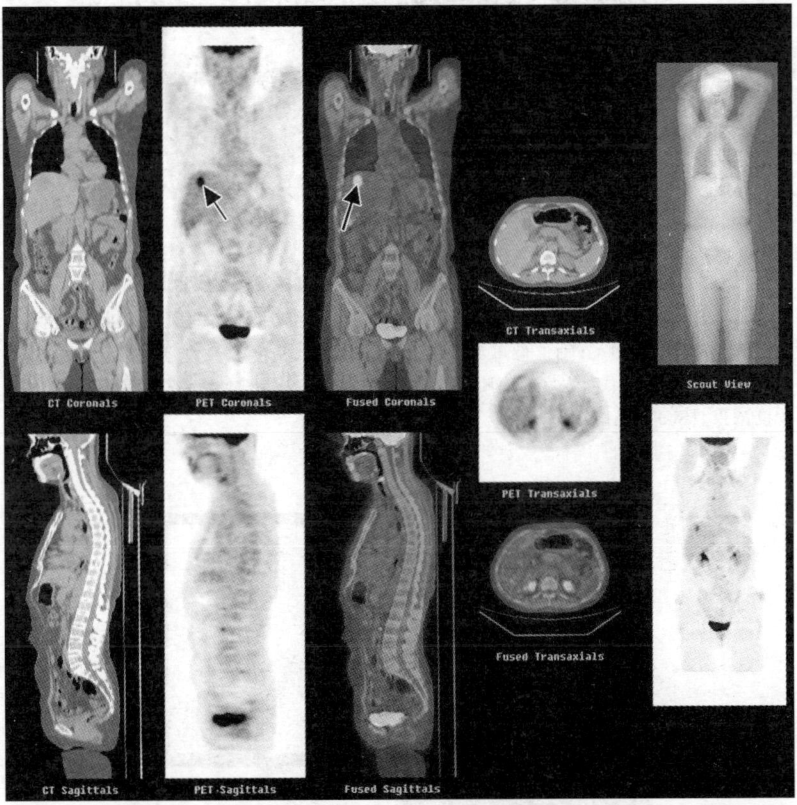

图5-25　右侧输卵管癌Ⅲb期术后12个月、化疗后随访PET/CT冠状位观

同一病例。术后1年复查PET/CT可见肝脏右叶后段有2.1cm × 1.7cm × 3.1cm低密度区，并有放射性核素高聚集（SUV值5.0）。同时可见腹膜后、下腔静脉旁淋巴结增大，放射性核素摄取（SUV值3.1）

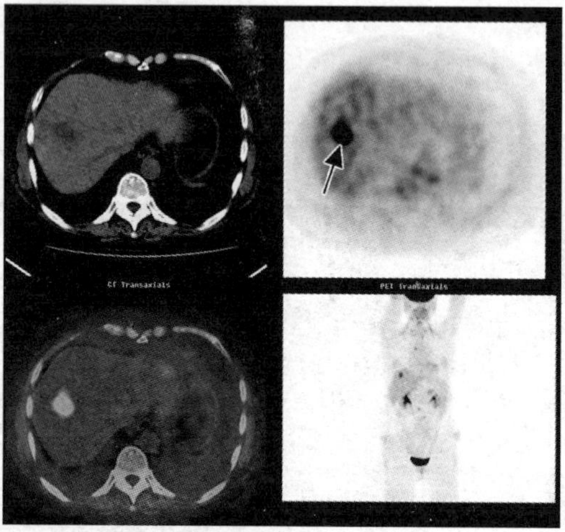

图5-26 右侧输卵管癌Ⅲb期术后12个月、化疗后随访PET/CT轴状位观

同一病例。PET/CT轴位像可见肝脏右叶有片状低密度影，边缘模糊，牛眼征阳性。放射性核素呈中度浓聚。腹膜后、下腔静脉旁淋巴结增大，并有放射性核素中等程度浓聚（SUV值4.1）（↑）

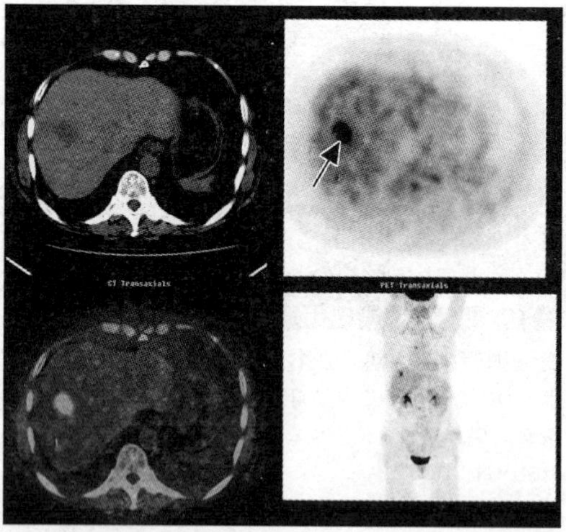

图5-27 右侧输卵管癌Ⅲb期术后12个月、化疗后随访PET/CT观

同一病例。PET/CT轴位像仍见肝脏右叶有片状低密度影，边缘模糊，牛眼征阳性。放射性核素呈中度浓聚。腹膜后、下腔静脉旁淋巴结增大，并有放射性核素中等程度浓聚（SUV值4.1）（↑）

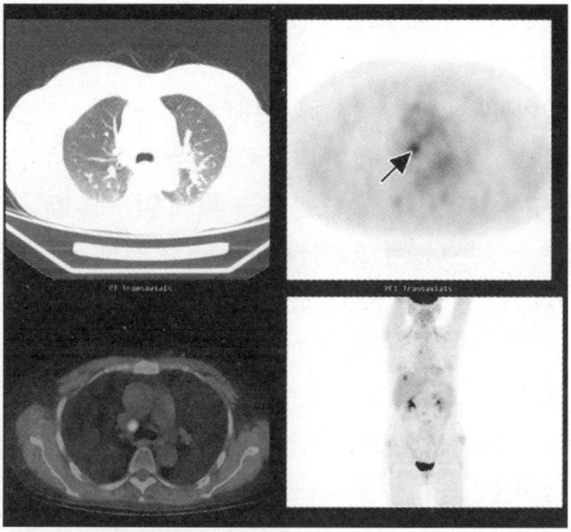

图5–28　右侧输卵管癌Ⅲb期术后12个月、化疗后随访PET/CT观

同一病例。PET/CT轴位检出上腔静脉后方淋巴结增大，并有放射性核素轻度浓聚（SUV值3.0）。对本例患者的肿瘤复发进行再分期：右侧输卵管癌Ⅲb期术后，化疗后肝脏及腹膜后、上腔静脉后淋巴结转移。分期后立即对肝脏转移瘤采用卡铂进行介入治疗一次（↑）

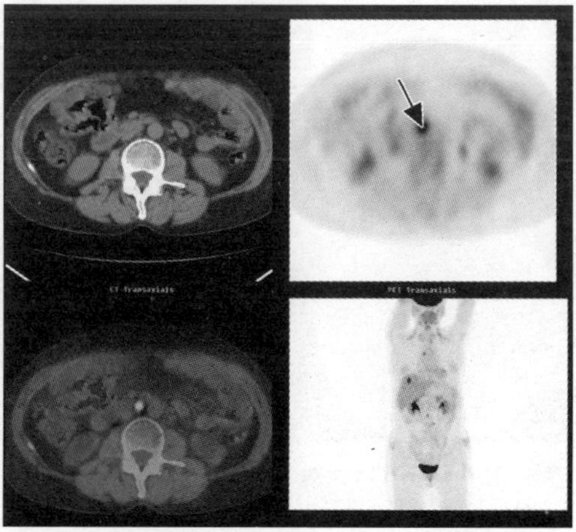

图5–29　右侧输卵管癌Ⅲb期术后12个月、化疗后随访PET/CT观

同一病例。PET/CT轴位检出腹膜后方淋巴结增大，并有放射性核素轻度浓聚（SUV值3.0）。对本例患者的肿瘤复发进行再分期：右侧输卵管癌Ⅲb期术后、化疗后肝脏及上腔静脉后、腹膜后淋巴结转移。分期后立即对肝脏转移瘤采用卡铂进行介入治疗一次（↑）

(7) 通过PET/CT/定期跟踪随访，监测肿瘤有否复发、转移(图5–27~5–29)。

(8) 通过PET/CT检查发现肿瘤原发部位，一般在此为放射性核素摄取高浓聚，据此来确定PET/CT引导下穿刺活检的定位，进一步明确肿瘤的病理、组织细胞学来源的病理诊断。

2. 神经系统　有助于难治性癫痫病灶的确定，为下一步对癫痫病灶行放射治疗或手术治疗提供帮助（图5–30~5–41)。

3. 心脏　通过PET/CT检查，可以检出亚临床的、隐性冠心病，并对心肌梗死后存活心肌活性、心肌血流灌注、冠状动脉内皮细胞依赖的CFR功能等进行评价；确定下一步是采用冠脉支架植放，抑或冠状动脉搭桥术，抑或冠状动脉球囊扩张（图5–42~5–44)。

4. 对体内假体植入后发生的假体松动与假体周围炎症，利用PET/CT能够很好地鉴别。

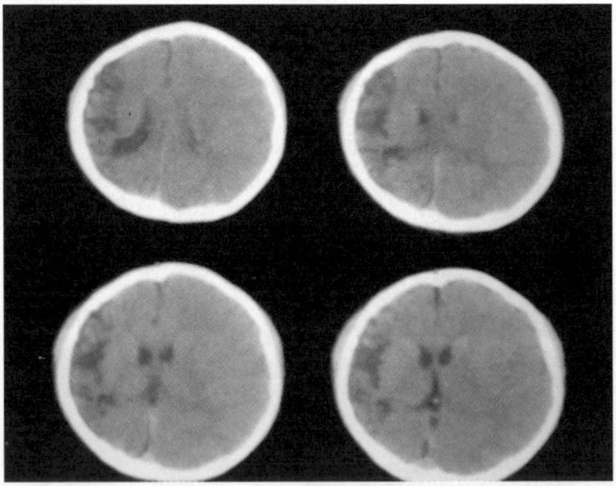

图5–30　PET/CT对难治性癫痫灶定位，CT观

男性，14岁。母乳喂养，出生41天，因抽风检出颅内出血，经治疗好转，7岁又出现惊厥，诊断为癫痫，经各种治疗无效。每次抽风意识不清，口吐白沫、左侧肢体抽动，持续1~2min，能自行缓解。智力一般，生活自理，运动无障碍。近年来发作次数越来越频繁（1次/周)。CT显示右侧大脑半球脑沟、回增宽加深，右侧侧脑室被牵拉扩张

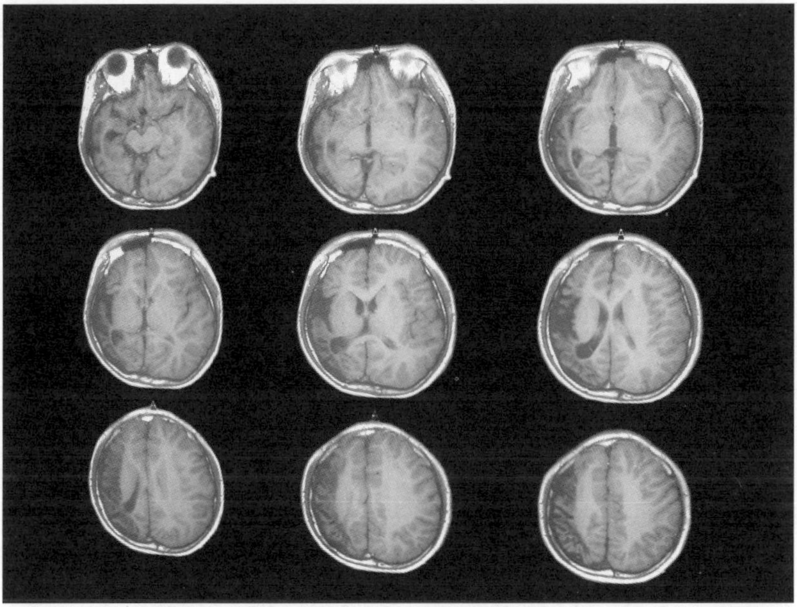

图5–31　PET/CT对难治性癫痫灶定位，MRI观

同一病例。MRI T_1加权像显示右侧脑萎缩，脑沟、回增宽加深，右侧大脑半球体积明显较左侧缩小，同侧侧脑室被萎缩的脑沟、回牵拉扩张，白质髓鞘发育不良

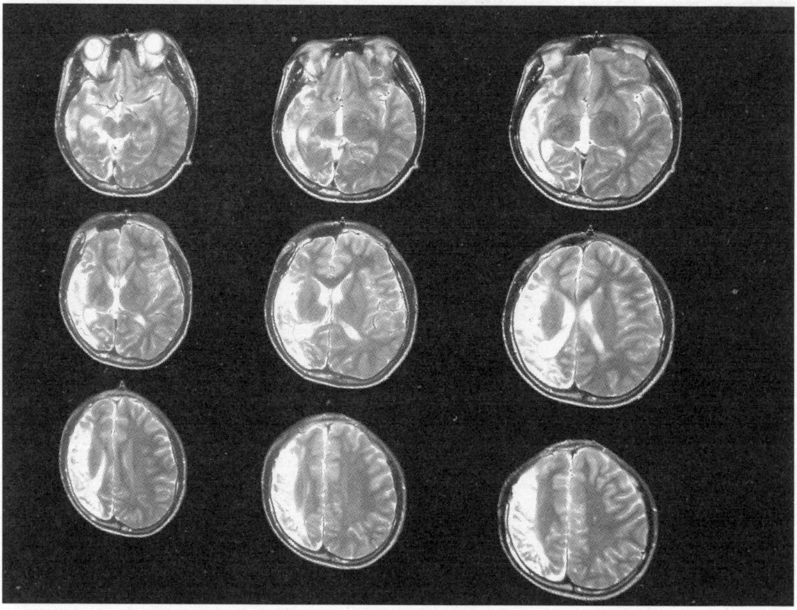

图5–32 PET/CT对难治性癫痫灶定位，MRI观

同一病例。MRI T_2加权像显示右侧脑萎缩，脑沟、回增宽加深，右侧大脑半球体积明显较左侧缩小，同侧侧脑室被萎缩的脑沟、回牵拉扩张，白质髓鞘发育不良

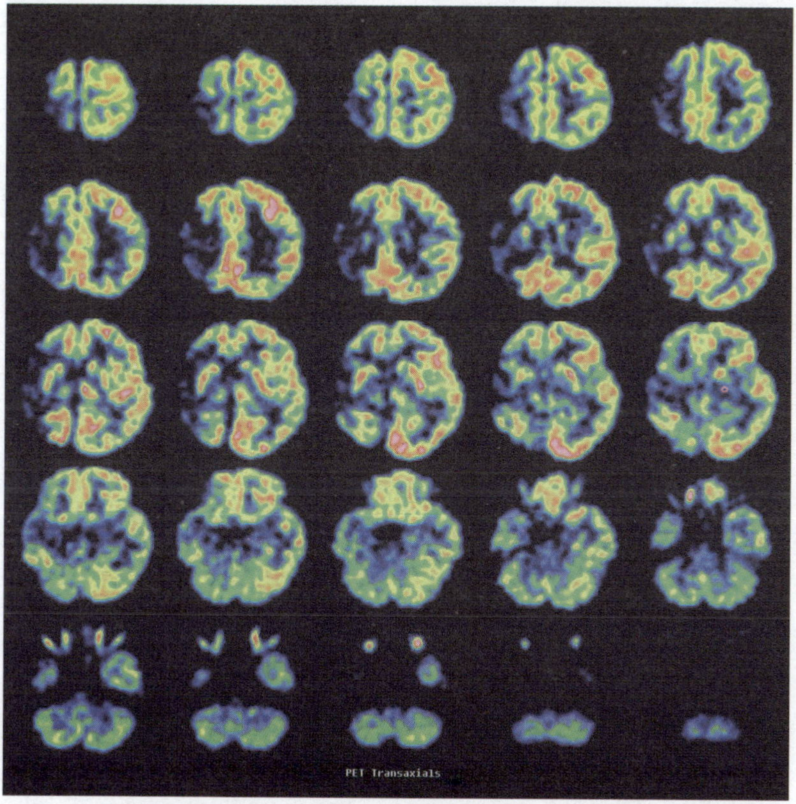

图5-33　PET/CT对难治性癫痫灶定位

同一病例。PET轴位像可见右侧萎缩的大脑半球的颞叶、部分枕叶放射性核素低摄取，分布不均匀

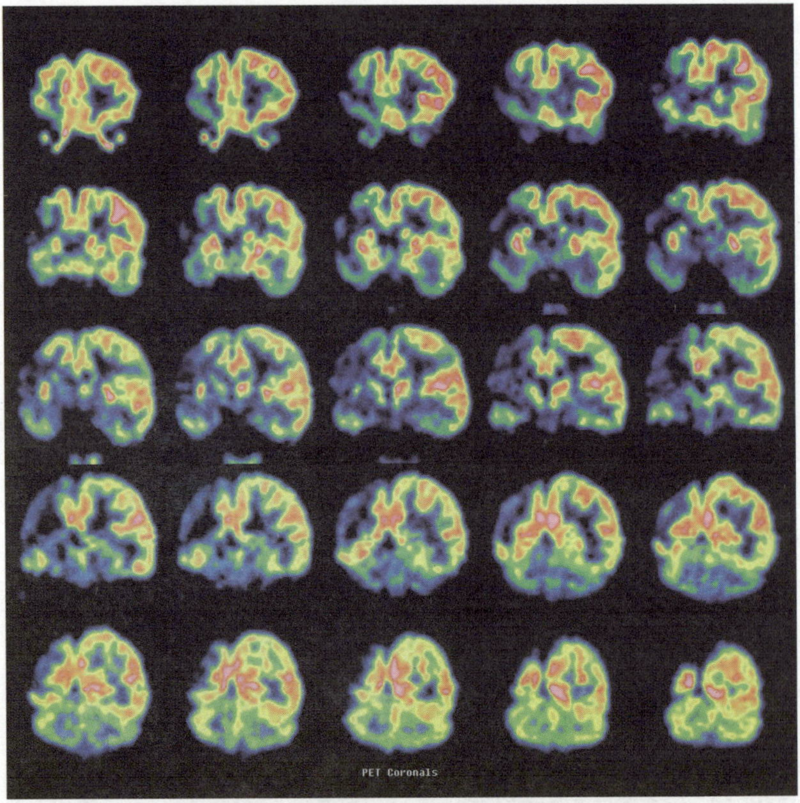

图5-34　PET/CT对难治性癫痫灶定位

同一病例。PET冠状位像可见右侧萎缩的大脑半球的额、颞叶，部分枕叶放射性核素低摄取，分布不均匀

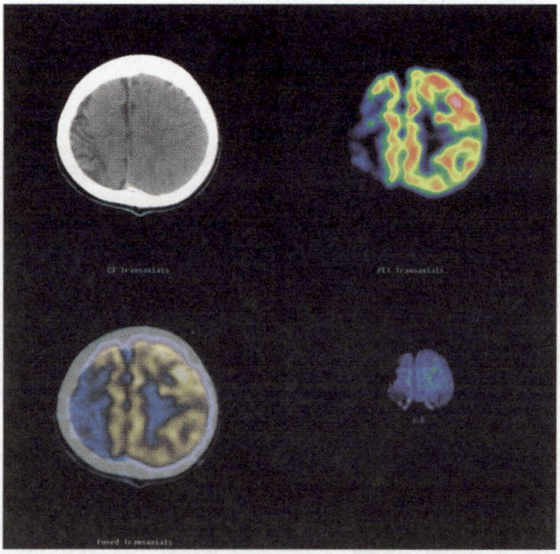

图5-35　PET/CT对难治性癫痫灶定位

同一病例。PET/CT多幅组合图像显示：轴位像可见右侧萎缩的大脑半球的额、颞叶，部分枕叶放射性核素低摄取，分布不均匀

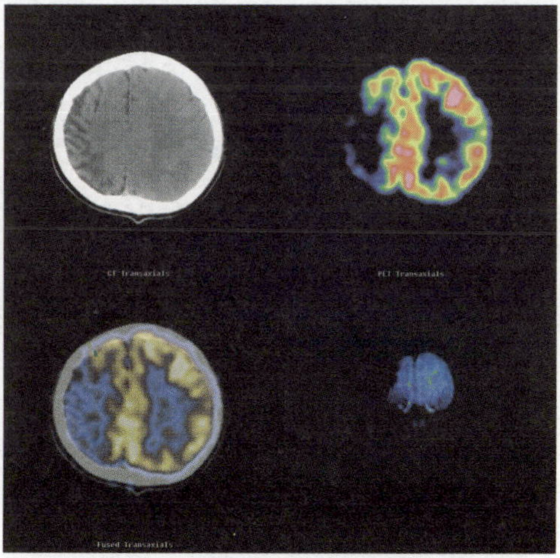

图5-36　PET/CT对难治性癫痫灶定位

同一病例。PET/CT多幅组合图像显示：右侧大脑半球体积缩小，额、颞、顶、枕叶广泛性脑沟、脑裂增宽加深，皮质萎缩，相应区域放射性核素分布明显稀疏，且波及同侧丘脑。PET/CT诊断：迟发性维生素K缺乏致颅内出血后脑萎缩，右侧大脑半球萎缩并脑代谢功能受损，继发性癫痫

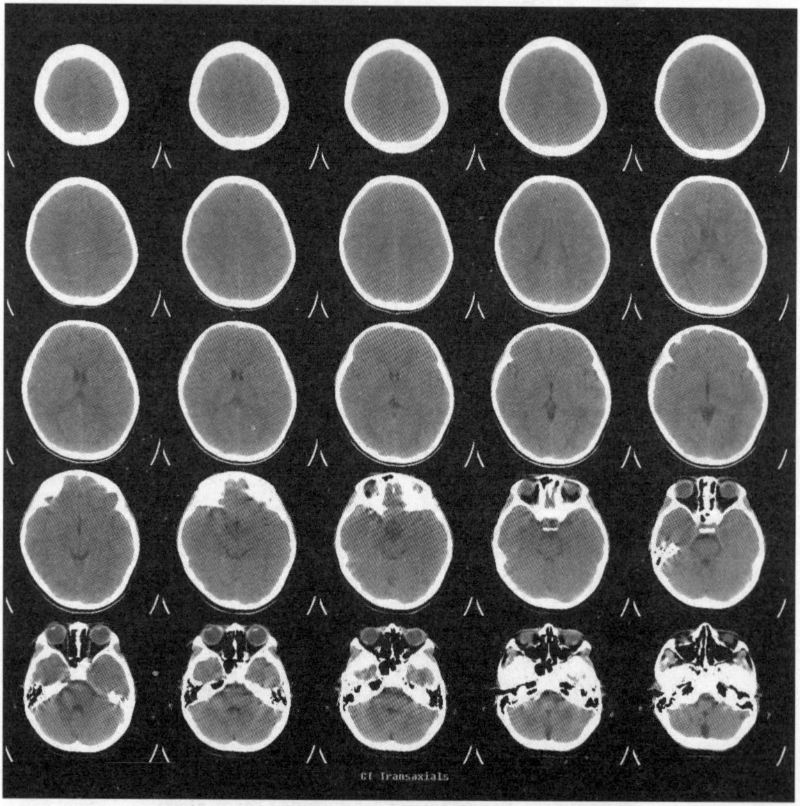

图5-37　PET/CT对难治性癫痫定位CT观

男，10岁。反复出现一过性意识障碍伴右侧肢体抽动1.5年。每于凌晨发作，双眼向右凝视，口吐白沫，意识不清，右侧肢体抽动伴尿失禁。每次发作持续2min，发作前无诱因。既往健康，出生顺利，无头颅外伤史，无癫痫家族史。头颅CT扫描显示脑形态结构、密度均正常

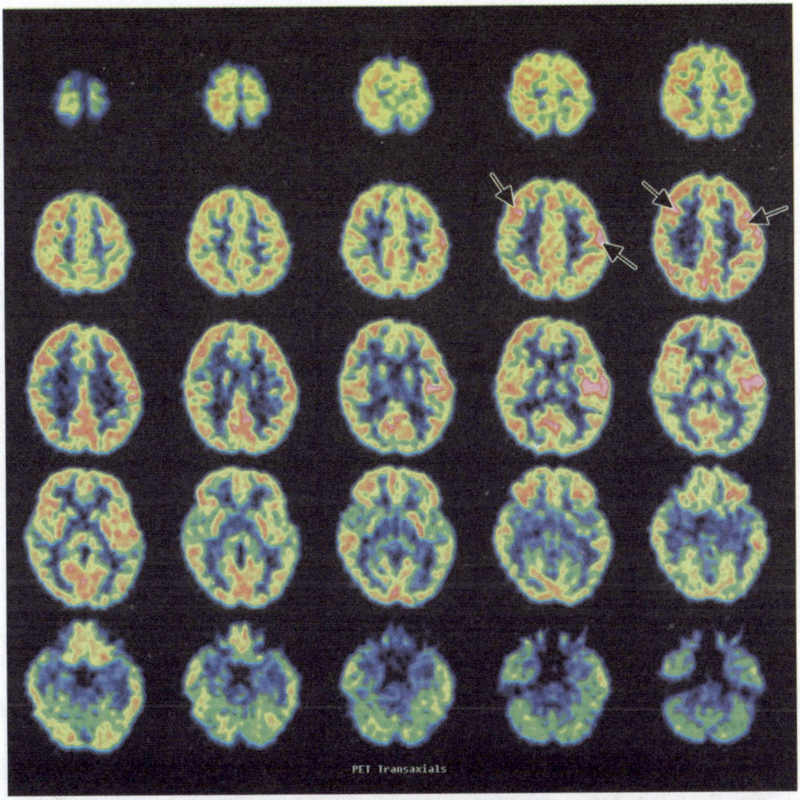

图5-38 PET/CT对难治性癫痫定位观

同一病例。头颅PET扫描轴位显示：双侧大脑半球放射性核素分布不均匀，右侧额叶、左侧颞叶局部放射性核素高浓聚（↑）

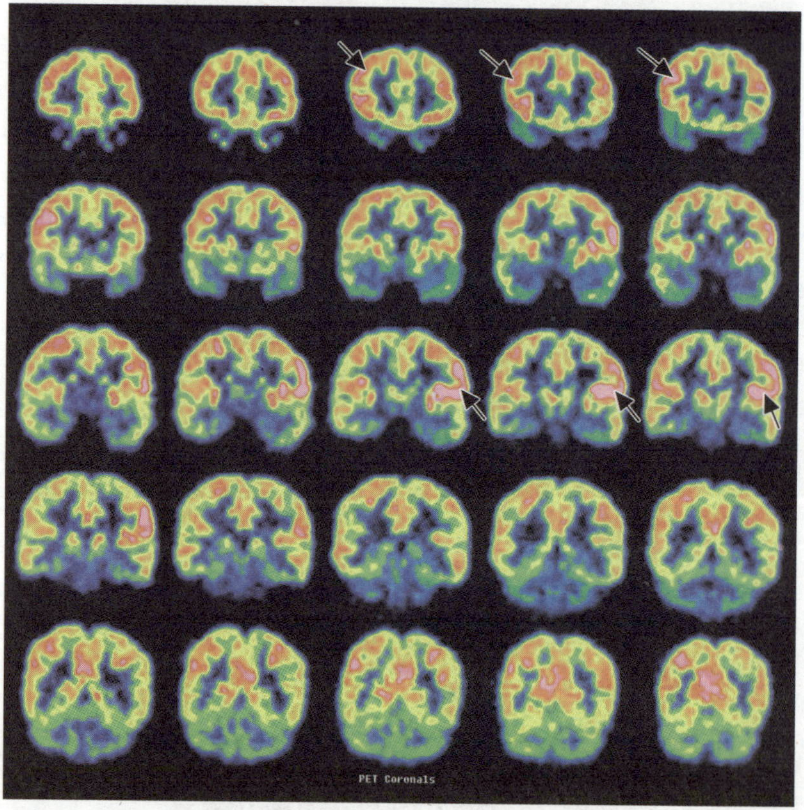

图5-39　PET/CT对难治性癫痫定位观

同一病例。头颅PET扫描轴位显示：双侧大脑半球放射性核素分布不均匀，右侧额叶、左侧颞叶局部高浓聚（↑）

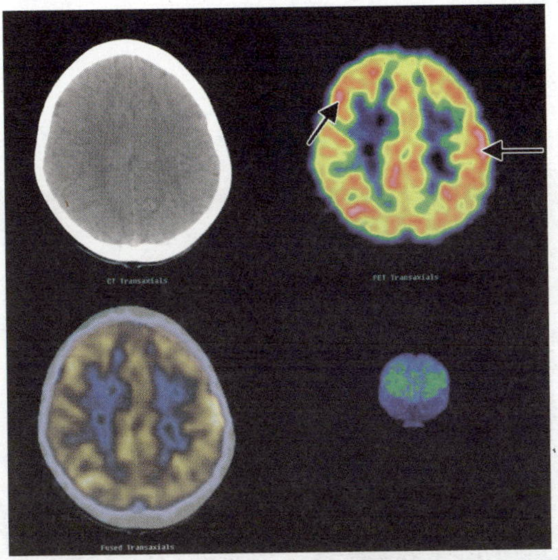

图5-40　PET/CT对难治性癫痫定位

同一病例。头颅PET/CT扫描轴位组合图显示：双侧大脑半球放射性核素分布不均匀，右侧额叶、左侧颞叶局部高浓聚（↑）

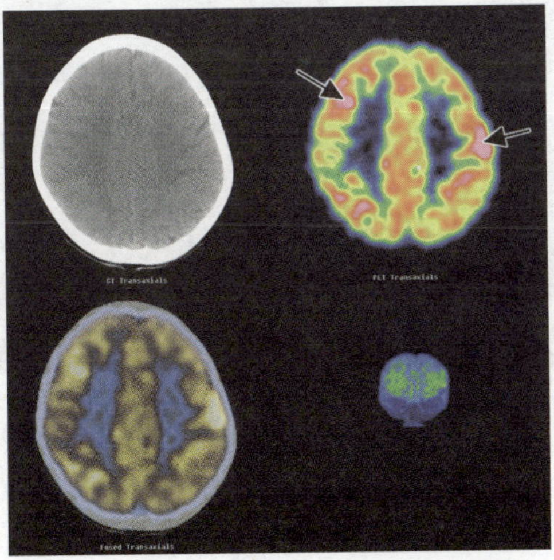

图5-41　PET/CT检出难治性癫痫颅内异常放电兴奋灶

同一病例。头颅PET/CT扫描轴位组合图显示：双侧大脑半球放射性核素分布不均匀，右侧额叶、左侧颞叶局部高浓聚（↑）。结合脑电图、脑地形图示：左颞叶可见散在棘慢波。动态脑电图：左侧占优势中度异常痫样放电。最后诊断：右侧额叶、左侧颞叶局部皮层葡萄糖代谢活性增高

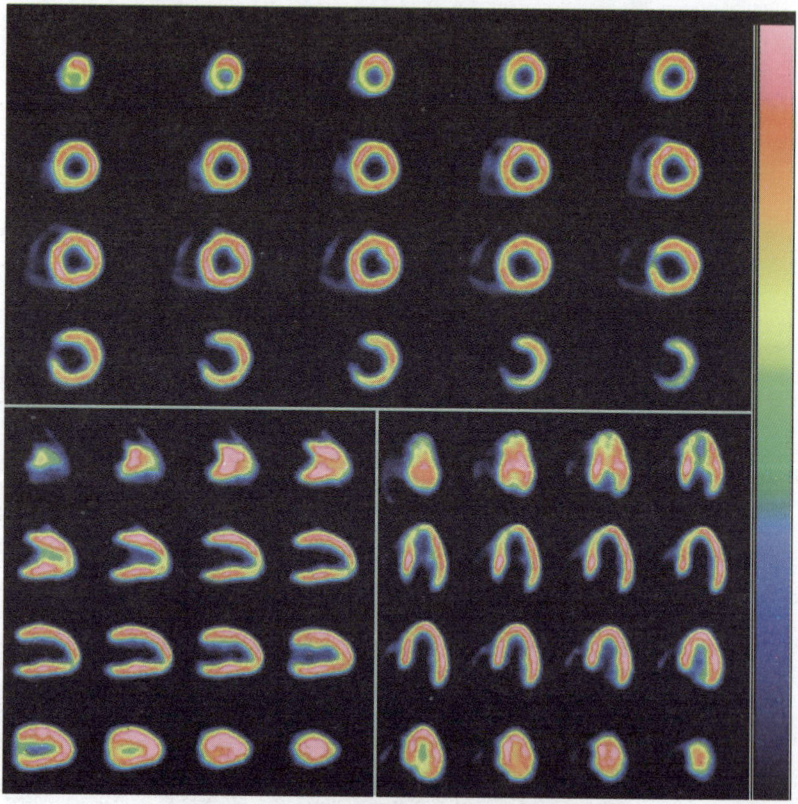

图5-42　心肌梗死后^{13}N心肌血流灌注PET观

女性，68岁。急性心肌梗死后用^{13}N心肌血流灌注PET短轴位、水平位、垂直位可见心尖部室壁间血流减少，局部心肌缺血，但心肌仍有存活

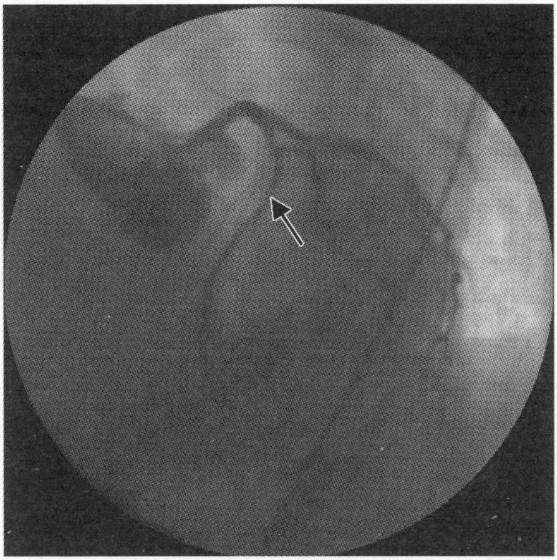

图5-43 冠脉造影观

同一病例。冠脉造影显示左前降支血管呈串珠样、断续状狭窄，狭窄的范围约85%（↑）

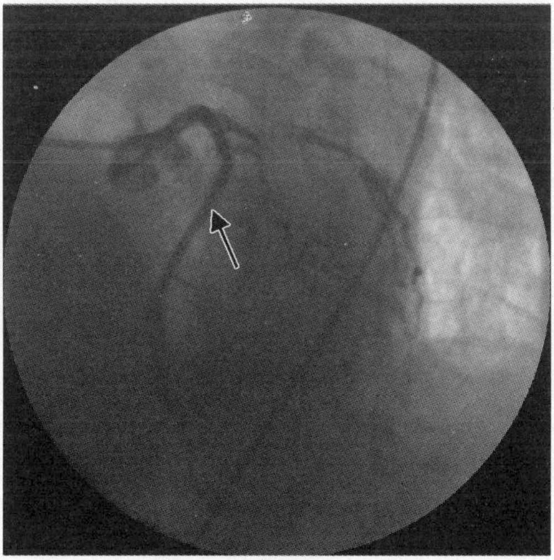

图5-44 冠脉造影观

同一病例。对本例患者进行冠脉造影后内支架置放显示：左前降支血管狭窄完全通畅、扩张

五、如何看懂PET/CT图片和阅读报告

1. 阅读影像图片的基本功都是一样的，首先要三查七对图文资料与患者是否一致。

2. 观片分如下步骤

(1) 辨别正常与异常，要看PET冠状像放射性核素分布是否大致正常？在人体咽喉由于说话、吞咽动作，咽周肌肉收缩，肩背部是人体棕色脂肪散在分布区，由于患者受冷、应激状态下肌肉活动收缩，有棕色脂肪分解产热，可以有放射性核素轻度浓聚，图像中呈有规律、对称的摄取，属于正常情况；人体腔内、左心室、肝脏、双侧肾脏集合系统、膀胱、甲状腺、睾丸均有放射性核素少量摄取，在育龄期的妇女乳腺腺体、子宫内膜增生期(月经前期) 可以有浅淡摄取，这都是属正常的。体内其他组织脏器无异常摄取。

(2) 寻找病灶，如果在医师工作站观看，可将PET冠状像或矢状像由静置位到旋转位，在全身示意图360°旋转中观察有否核素异常摄取灶。如果发现放射性核素异常摄取灶，轻轻点击一下，即可得到相应部位核素浓聚程度明显灶的具体所在位置。具体测量放射性核素摄取标准值。仅仅观察图片，有异常病灶，可以见到诊断医师用红色十字细线条标出病灶所在处。随后将病灶所在部位以轴位、矢状位、冠状位分别显示出PET、CT、PET/CT融合图像，请大家一一辨别（图5-15）。

(3) 分析病灶，要结合病人的病史、自带各种影像学图片、相关检查（病理活检、支气管镜检、胃镜检查、CT引导下穿刺活检结果）分析病灶的性质，属于炎症性、恶性，抑或其他性质，结合病人检查中核素摄取标准值（简称SUV值）。^{18}F-FDG为最常使用的放射性核素示踪剂，约占所有病例90%以上。标准摄取值仅为半定量分析。肺内炎症时，葡萄糖代谢轻度增加，随着时间推移，葡萄糖摄取的量逐渐衰减（图5-45，5-46），放射性核素摄取则逐渐增高。肺内结核病为肺内特异性炎症过程，经常表现

为假阳性。当病史不详细时，易误诊为肺癌（图5–47~5–51）。

(4) 读懂报告，要结合患者自带的各种影像图片，例如MRI。PET/CT检查涉及组织脏器多，图片量大，信息量丰富。一个全身PET/CT检查，要仔细观察一套完整的图片，约有2800幅图片，包括CT检查各个部位的软组织窗、骨窗、肺窗（如果是肺癌病例，有些还要进行高分辨1mm薄层重建图片观察分析），并对PET图片、PET/CT融合图片分别作横断位（轴位）、冠状位、矢状位仔细地观察，分析病理—图片—临床的联系。因此报告较长，解读较费力，但结合图片阅读就不难理解了。

PET/CT是现阶段临床—影像—病理—核医学知识融合最丰富、最先进，而且发展最迅速的领域。要求知识面广，层次深，报告书写的功底要扎实。但临床—影像、影像—临床之间没有逾越不了的鸿沟，关键还在于勤看、勤总结、勤学习、勤积累。在以后的相关分册中还会结合具体相关疾病详细讲解。

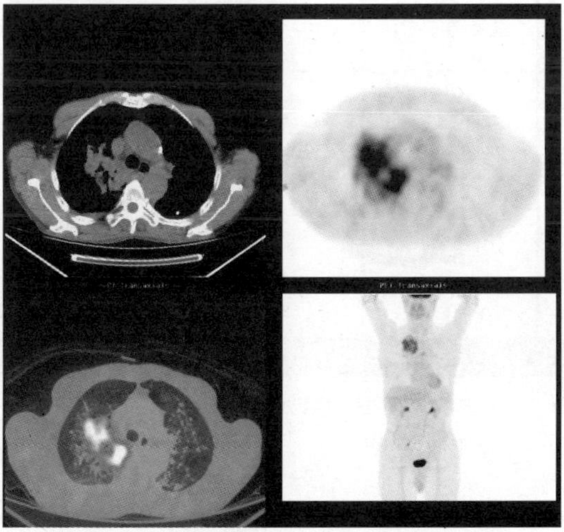

图5–45　PET/CT对肺内病灶性质鉴别

男性，71岁。咳嗽、咳痰2个月。PET/CT延迟扫描后，右肺上叶片状致密影，放射性核素高摄取（SUV值6.9），延迟扫描后核素高摄取已衰减至正常。最后诊断：右肺上叶炎症。经7年随访，本例患者已78岁，仍健在

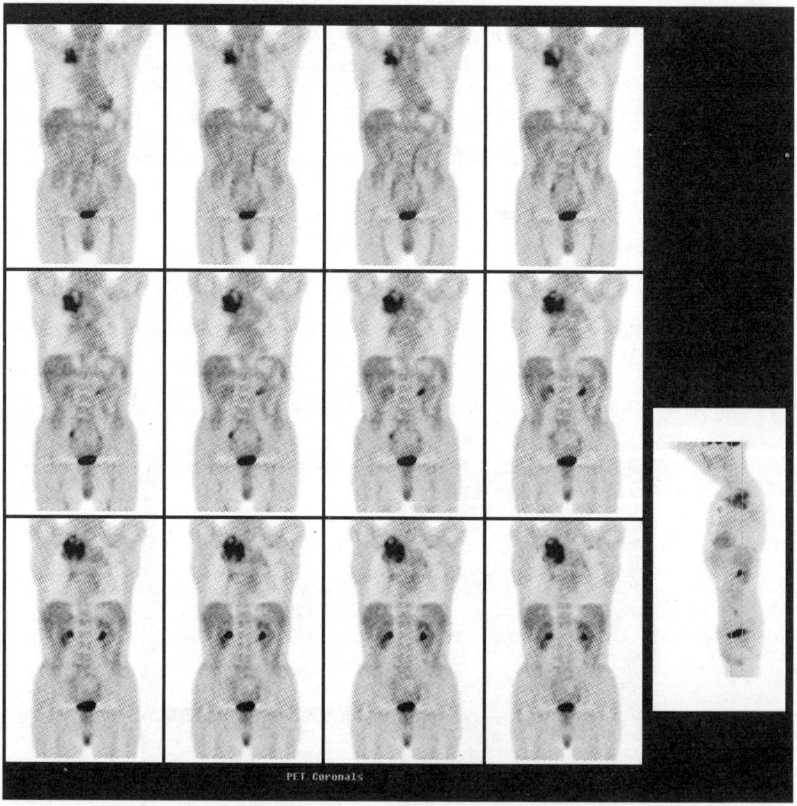

图5-46　PET/CT对肺内病灶性质鉴别

同一病例。右肺上叶尖段片状致密影，放射性核素高摄取（SUV值6.9）

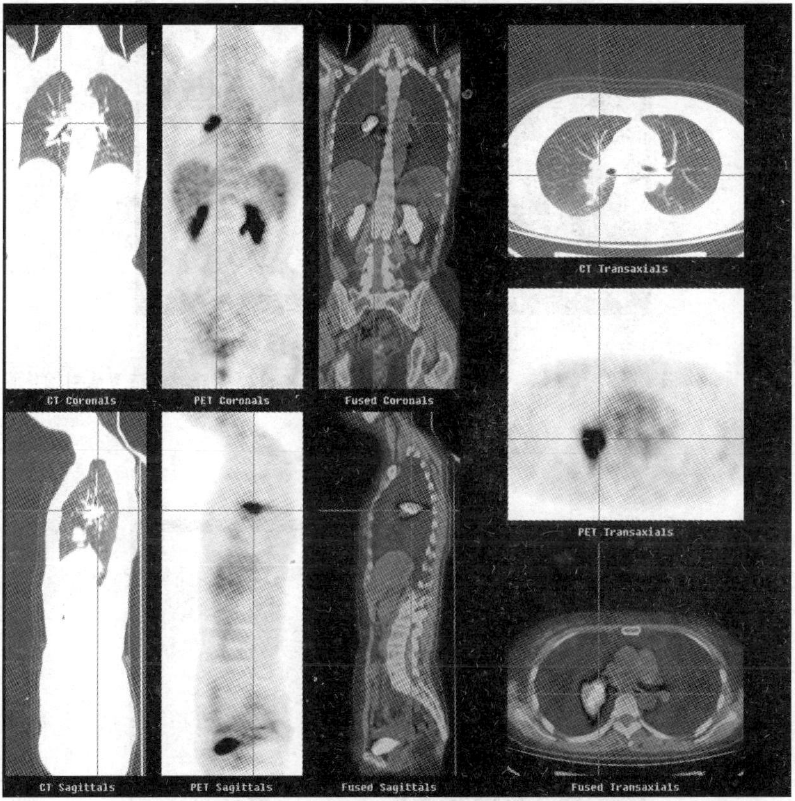

图5–47　PET/CT对肺内病灶性质鉴别

女性，42岁。呛咳2个月，尤其平卧后剧烈。胸片可见右肺下叶肿块影，PET/CT多幅重组图像显示右肺下叶背段内结节放射性核素高摄取

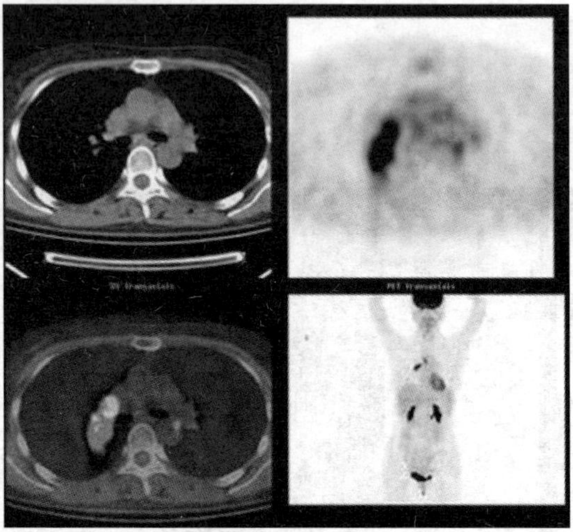

图5-48　PET/CT轴位观

同一病例。PET/CT轴位（横断面融合）图像显示右肺下叶背段内结节放射性核素高摄取（SUV值6.8）

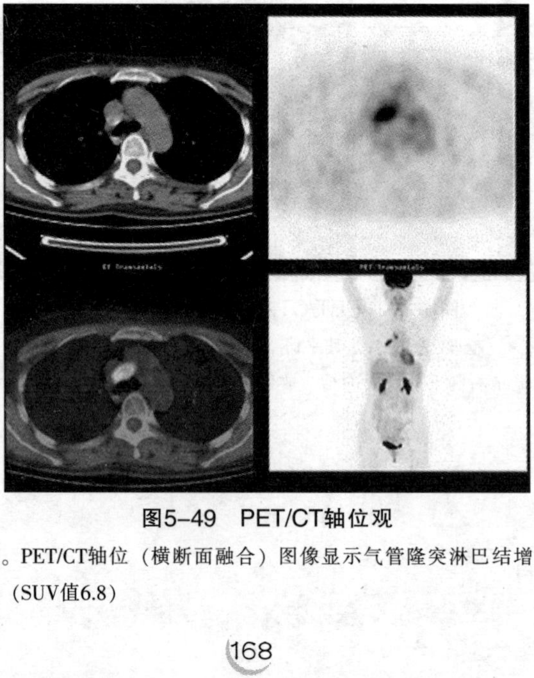

图5-49　PET/CT轴位观

同一病例。PET/CT轴位（横断面融合）图像显示气管隆突淋巴结增大，并有放射性核素高摄取（SUV值6.8）

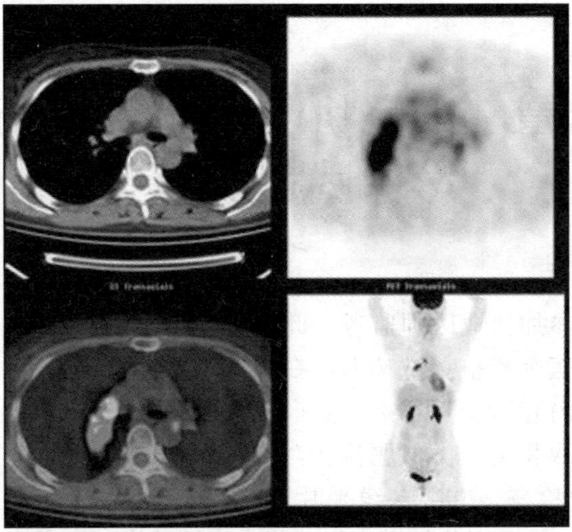

图5–50　PET/CT延迟扫描

同一病例。延迟扫描后可见右肺下叶背段结节内放射性核素高摄取，核素摄取更高（SUV值14~21）

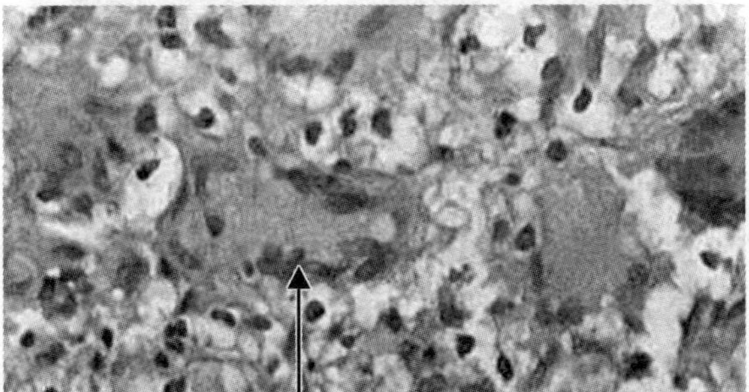

图5–51　病理证实结核病

同一病例。手术切除右肺下叶背段及肺门淋巴结，术中可见淋巴结呈干酪样坏死。病理证实：见到典型的郎罕结节（↑）

第六章　国家执业医师资格考试影像试题案例

笔者曾参加执业医师监考。此次在编写本书过程中又复习历年国家执业医师资格考试丛书，在实践技能考试中有关病例分析的影像知识内容不少于25%。为了帮助年轻的医师顺利通过考试，从题库中抽取相关、类似题目，对应本书中内容，由易至难选出相关的影像检查，包括X线平片、CT、MRI、SPECT、PET/CT，帮你举一反三熟悉影像知识内容。每个病例后均加注了笔者点评。

【病例1】女性，14岁。不慎吞入图钉1枚36h。

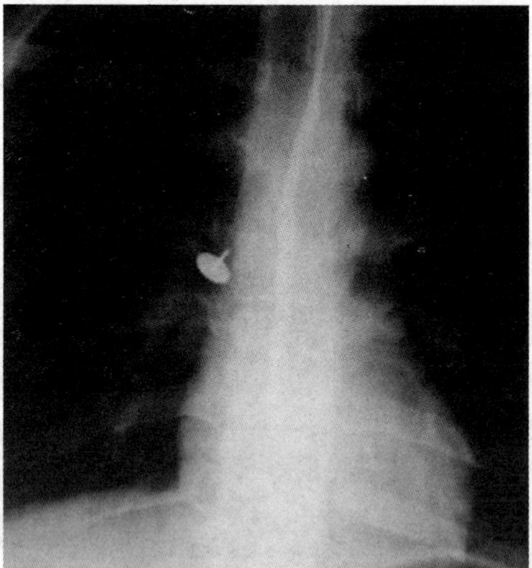

图6-1　右侧支气管异物胸部平片观

女性，14岁。右侧支气管分叉有不透光的金属异物，为尖端向上、钉帽向下的图钉选择何种影像检查？

①胸透；②胸片；③CT；④MRI。

正确答案：选择①+②

点评：文献报告近年来随农民工进城务工增多，留守儿童管理疏忽，呼吸道异物的发病有所增多。在本例诊断中，有明确的呼吸道异物吞入史；其最简单并首选的检查方法为胸透，在透视下可以确定异物所在部位，并可见气管异物随呼吸而运动，空气通过气管异物时，有气管—纵隔摆动的X线征象。拍摄胸片对临床进行支气管镜检前定位很有帮助。本例胸片：右侧支气管起始部有不透光金属异物（图6-1）。气管异物属于危重急症，病情不允许拖延时间，进行CT、MRI检查费时，检查期间都是隔室操作，不利于对患者病情的观察。因此，首选检查胸透及拍摄胸片。

【病例2】男性，13岁。右胸背部被铁钉刺伤伴胸痛，吸气时加重1d。胸透未见异常。胸片：可见右侧胸壁下有细线条状的透光带，内无肺纹理（图6-2）。胸部CT扫描：冠状位可见右侧胸壁、纵隔胸膜、膈顶上肺表面的脏层有低密度气胸带，无肺纹理，肺组织被压缩30%。纵隔气管向左轻度移位（图6-3）。CT轴位肺窗显示近膈顶层面，右前胸壁、心膈角仍见大量的低密度积气影，肺组织被压缩30%~50%（图6-4）。

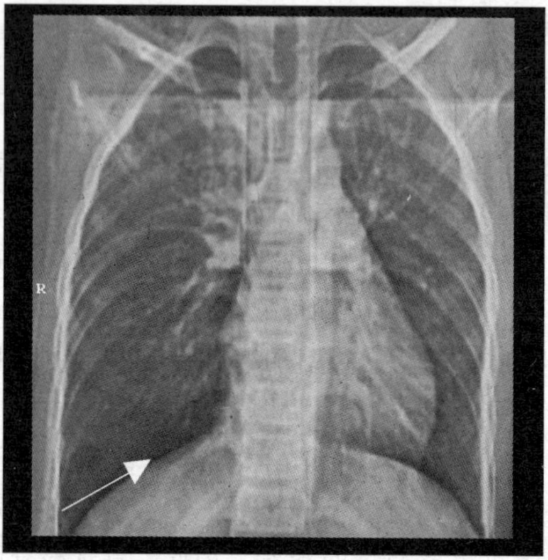

图6-2　外伤性气胸胸部平片观

男性，13岁。片中所示右侧胸壁下有细线条状的透光带，内无肺纹理（↑）

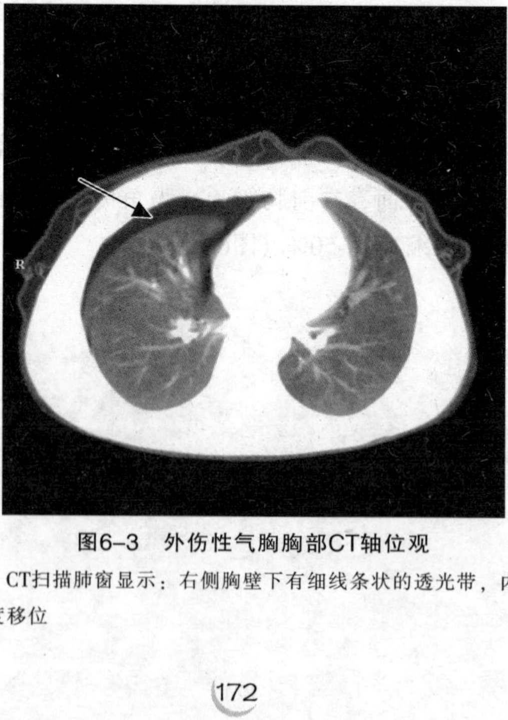

图6-3　外伤性气胸胸部CT轴位观

同一病例。CT扫描肺窗显示：右侧胸壁下有细线条状的透光带，内无肺纹理，纵隔气管向左轻度移位

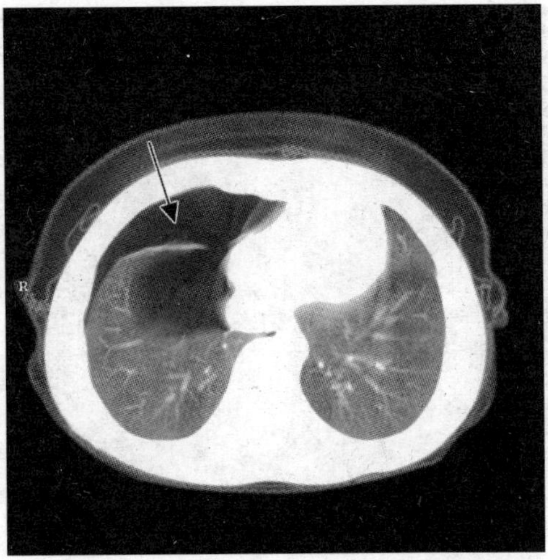

图6–4 外伤性气胸胸部CT轴位肺窗观

CT轴位肺窗显示近膈顶层面，右前胸壁、心膈角仍见膈顶上肺表面的脏层有低密度气胸带，无肺纹理，肺组织被压缩大于30%。纵隔气管向左轻度移位

本例患者应选哪种影像检查？

①胸透；②胸片；③CT；④动态观察。

正确答案：④

点评：在基层医院及农村，气胸是常见的胸部疾病，包括：外伤性气胸、自发性气胸。X线平片、CT扫描特征性表现为：胸部肺外胸膜脏层与壁层之间有弧形气胸带，无正常肺纹理分布。气胸所在部位肺组织被压缩。当患者有损伤史，初诊胸透或拍平片无异常发现时，不可轻易放过病人。患者症状不改善，一定要复查。包括胸透、胸部平片或胸部CT扫描。复查后往往可以看到病变所在。

【病例3】女性，11岁。间断性发热、咳嗽2周，加重3d。在院外用青霉素、先锋霉素治疗3d无效。查体：两肺听诊呼吸音粗，未闻及干、湿性啰音。胸片肺内有渗出影（图6–5）。胸部CT显示同部位渗出灶的大小范围（图6–6）。入院后化验支原体抗体测定阳性。采用阿奇霉素治疗当天体温恢复正常。最后诊断：支原体肺炎。

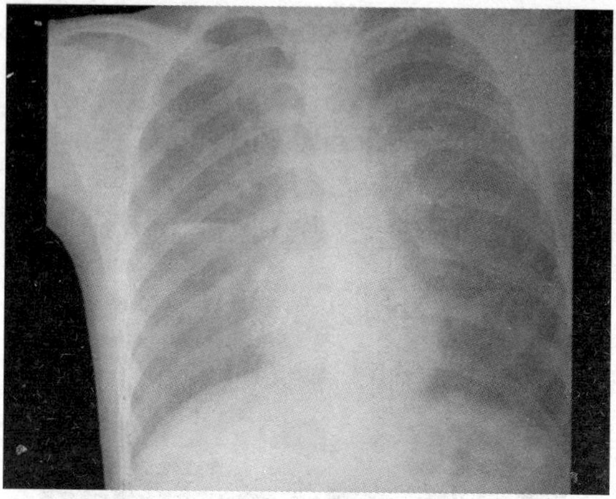

图6–5　支原体肺炎胸片观

女性，11岁。右肺中野外侧段有水平状云雾样阴影，周围肺纹理模糊、粗乱

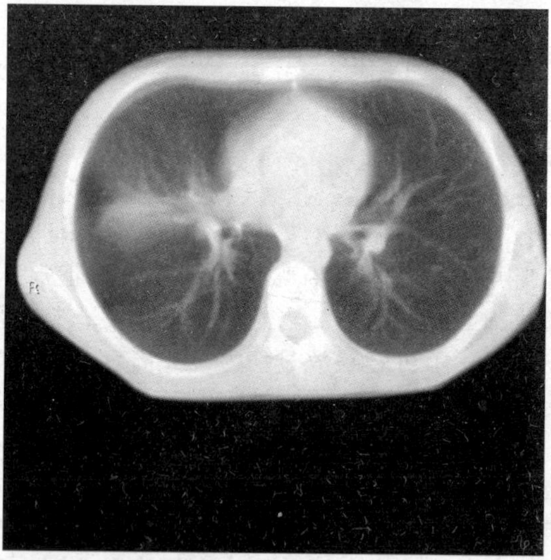

图6–6　支原体肺炎胸部CT观

同一病例。胸部CT肺窗可见右肺中叶外侧段呈大片渗出致密影，周围肺纹理粗乱、模糊

应选择何种影像诊断方法及进一步检查？

①胸透；②拍胸片；③CT；④相关血清化验。

正确答案：④

点评：本例患者为支原体肺炎，血清支原体抗体阳性对明确诊断很有帮助。这是基层医院、农村十分常见的疾病。发热、咳嗽病程超过2周，采用β-内酰胺类抗生素（青霉素、先锋霉素）治疗无效，要想到支原体肺炎的诊断。支原体肺炎感染后肺部表现呈云雾状渗出，有时病灶的位置游移多变。还要结合实验室检查。因此，病程中拍摄一张胸片，或CT扫描对诊断治疗有帮助，病史资料完整对病情的分析很有帮助。

【病例4】女性，16岁。咳嗽、咳黄白黏痰月余。胸片：可见右肺下野内带有10cm×8cm×7cm大小致密影，内有半月形气液平（图6-7）。胸部CT病灶显示更清楚（图6-8，6-9）。

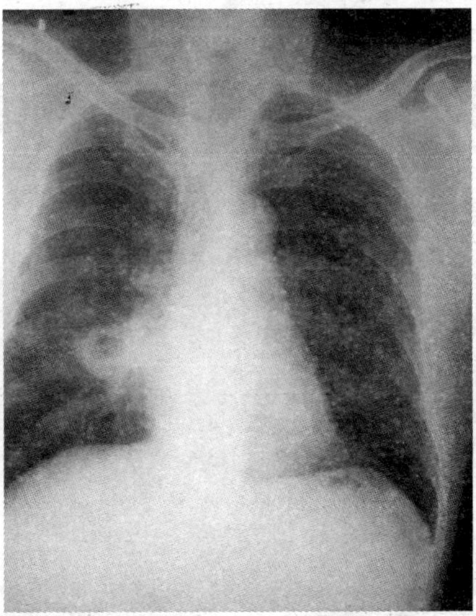

图6-7　右肺下叶肺脓疡胸片观

女性，16岁。胸片中所示：右肺下野内带有10cm × 8cm × 7cm大小致密影，内有半月形气液平，周围肺纹理粗乱

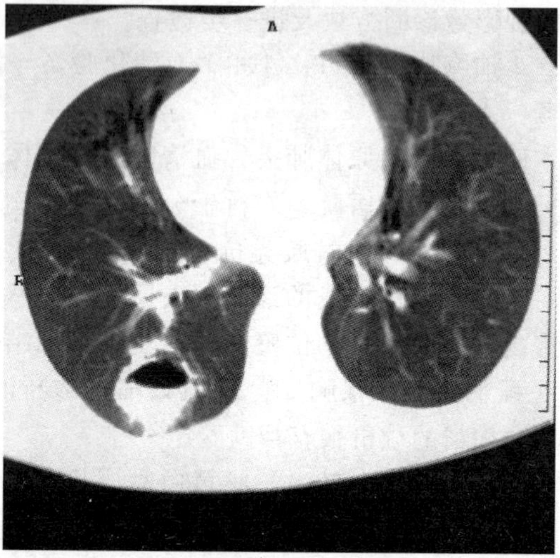

图6-8　右肺下叶肺脓疡治疗前胸部CT观

同一病例。胸部CT肺窗清楚显示病灶——位于右肺下叶背段含气脓疡灶

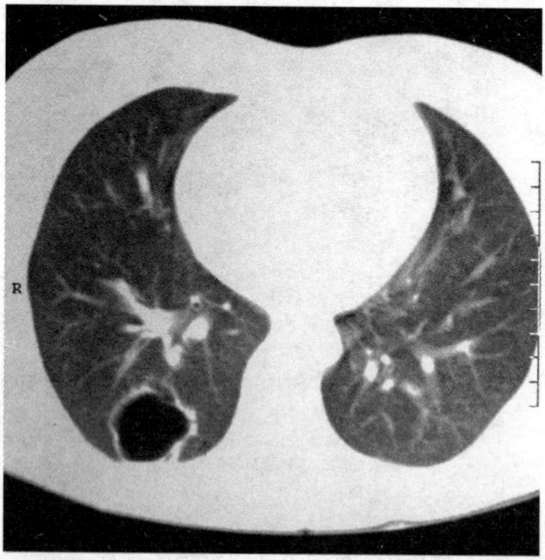

图6-9　右肺下叶肺脓疡治疗后胸部CT观

同一病例。经抗生素正规治疗4周后，患者咳痰量减少。复查胸部CT，可见肺脓疡腔内渗出已全部排出

应选何种检查方法？

①胸透；②胸片；③CT；④MRI。

正确答案：③

点评：肺脓疡在城市的发病较十年前明显下降。本例患者是笔者在华阴收集到的农村病例。因咳嗽、咳黄白色脓痰2月余，在院外不规则口服抗生素治疗，疗效不好。来院复查发现肺部右肺下野内带已有大脓腔形成，并见气液平。肺脓疡的治疗一定要在医师指导下，正规、足剂量、足疗程地使用抗生素治疗。本例患者在上级医师指导治疗下，脓腔于4周后明显改观。

【病例5】女性，84岁。饮水呛咳2周，无气憋。查体发现：左锁骨上肿块大小约1.2 cm×1.0 cm×0.9cm。病理活检：转移性恶性肿瘤。胸片可见两肺多发、大小不均的等密度结节影。院外检查喉镜、支气管镜无异常发现。以左锁骨上肿块、肺内结节影性质待查前来检查。

PET/CT显示甲状腺呈不规则肿大，并向前上纵隔内推挤，与大血管、淋巴结融合成一片，难以分辨。将气管纵隔推挤移位1.4cm。瘤体边缘欠光滑，瘤内密度不均匀。左后叶有环状钙化。两肺散在大小不等类圆形、等密度结节影，同时可见腔静脉后、双侧肺门、主肺动脉窗、气管隆突淋巴结增大。上述病灶均见放射性核素浓聚（SUV值甲状腺9~11.4，肺内结节5.0，淋巴结3.1~4.5）（图6-10~6-14）。最后诊断：甲状腺癌并左锁骨上、肺内、纵隔淋巴结广泛转移。

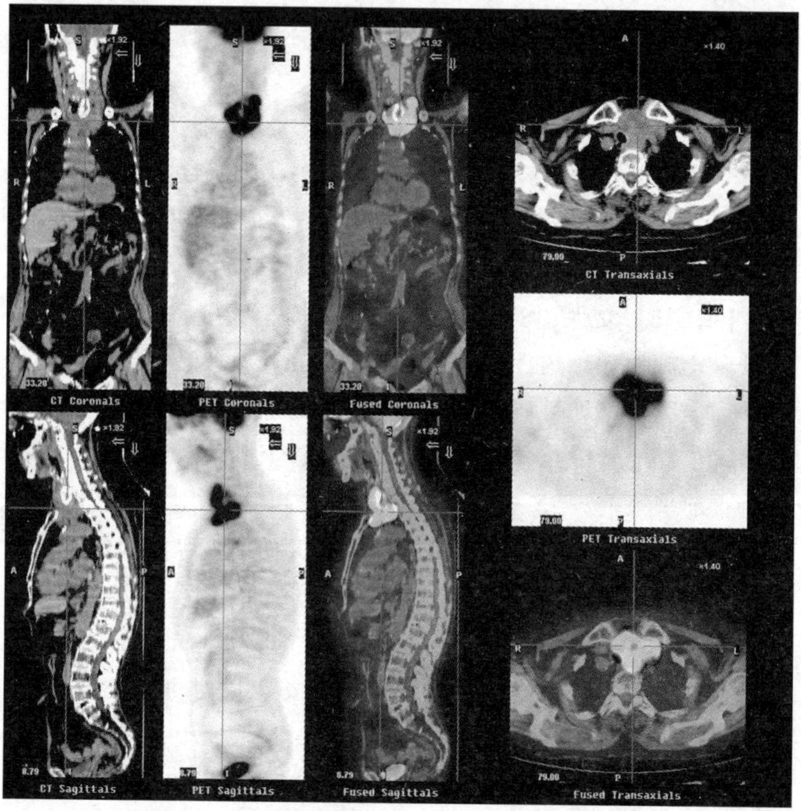

图6–10　甲状腺癌淋巴结、肺内转移灶PET/CT观

女性，84岁。PET/CT多幅组合图像（包括CT、PET、PET/CT）可见甲状腺左叶弥漫性增大，边缘欠光滑，左后方与颈部大血管融合。肿大的甲状腺挤压气管向右移位1.4cm。甲状腺后内缘有环状钙化，并见放射性核素高度浓聚（SUV值9~11.4）

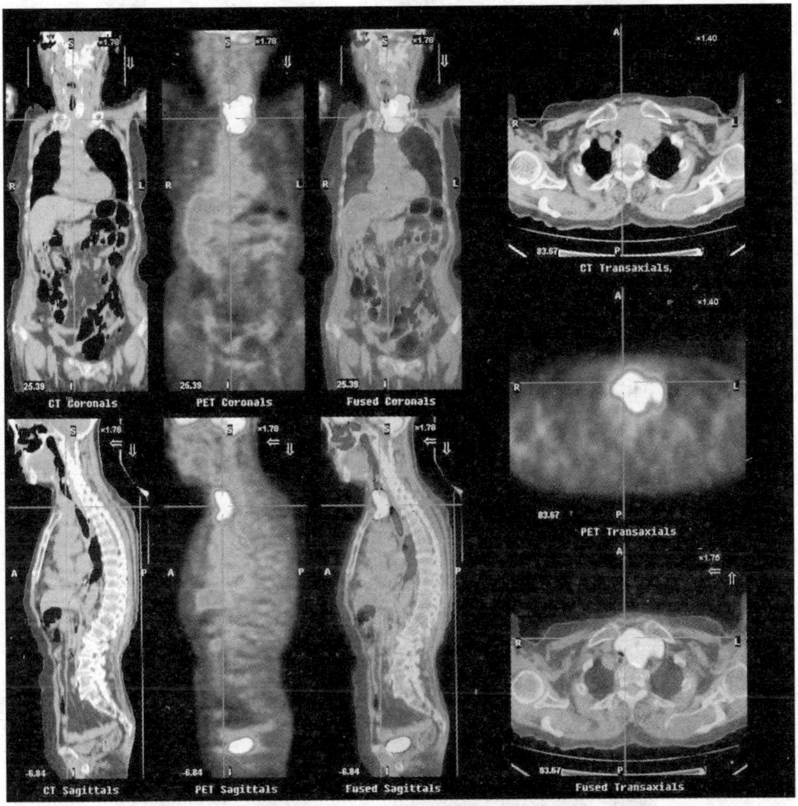

图6-11　甲状腺癌淋巴结、肺内转移灶PET/CT观

同一病例。PET/CT多幅组合图像（包括CT、PET、PET/CT）下一层面可见甲状腺左叶弥漫性增大，边缘欠光滑，左后方与颈部大血管融合。肿大的甲状腺挤压气管向右移位1.4cm。甲状腺后内缘有环状钙化，并见放射性核素高度浓聚（SUV值9~11.4）

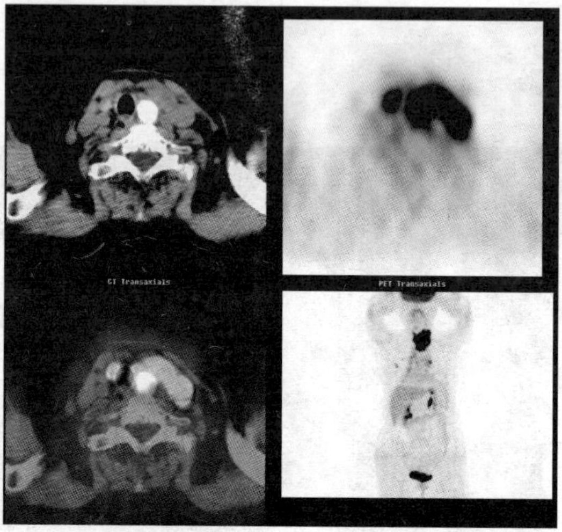

图6-12　甲状腺癌淋巴结、肺内转移灶PET/CT观

同一病例。PET/CT轴位像可见左侧甲状腺弥漫性肿大，瘤周欠光滑，瘤内密度不均

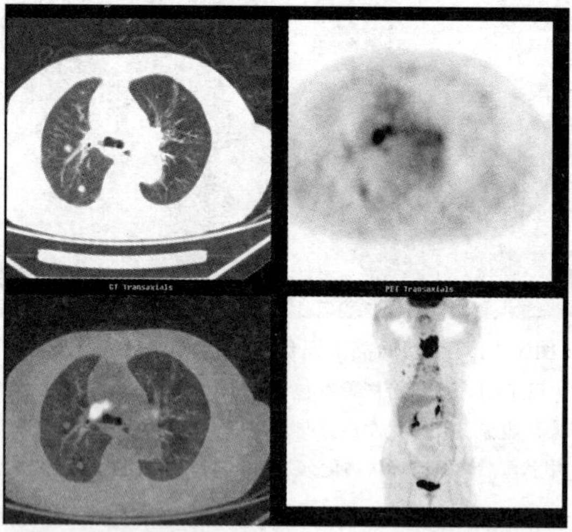

图6-13　甲状腺癌淋巴结、肺内转移灶PET/CT观

同一病例。PET/CT轴位像可见右肺野内散在、多发等密度结节影，瘤周光滑，瘤内密度均匀，并见双侧肺门淋巴结增大，均有放射性核素高摄取（SUV值4.1）

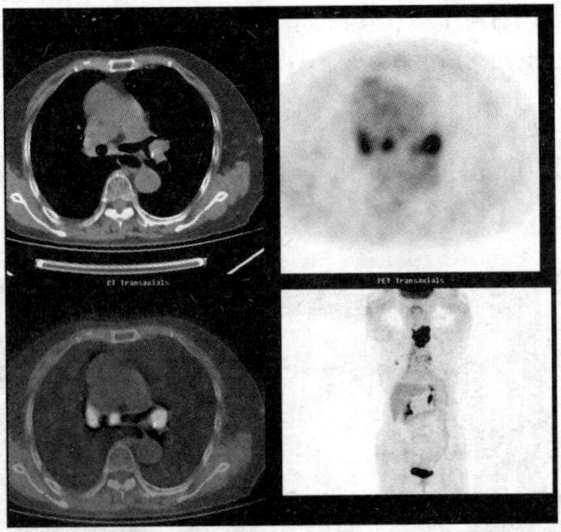

图6-14　甲状腺癌淋巴结、肺内转移灶PET/CT观

同一病例。PET/CT轴位像可见双侧肺门、气管隆突淋巴结增大，均有放射性核素高摄取（SUV值4.1）

应选何种影像学检查？

①胸透；②胸片；③CT；④PET/CT。

正确答案：④

点评：首选PET/CT。对于病检转移性恶性肿瘤，要寻找原发灶及治疗前分期评估最佳方法。

本例为老年女性患者。首发症状是饮水呛咳，临床表现是舌咽神经，或迷走神经，或会厌软骨调节受累症状。

体检发现左锁骨上淋巴结肿大。

病理活检：转移性恶性肿瘤。

胸片：肺内结节影。临床思维属颈部肿块范畴，要考虑：①甲状腺癌淋巴结转移造成颈前、胸廓入口处填塞，导致神经受损。②甲状腺癌为中老年人多发，属于低度恶性肿瘤，可以无症状带瘤生存，本次可能发生淋巴结、肺内转移。③老年人素日体健，肥胖、颈短，肿大的甲状腺向胸腔内延伸，从而忽视颈部甲状腺的检查。本例患者甲状腺肿大以左叶为著，向右、向左下推挤，由于胸骨、肋骨包绕，简单凭前述的一般物理检查临床难以发现问题。④PET/CT不但可检出原发肿瘤在甲状腺，左锁骨上、肺门、纵隔内多处淋巴结及肺内转移灶均可明确显示。

【病例6】脑出血。男性，35岁。突然意识不清1h。急诊查体：BP 240/120mmHg。瞳孔不等大，对光反应迟钝。左侧病理体征阳性（图6–15~6–21）。

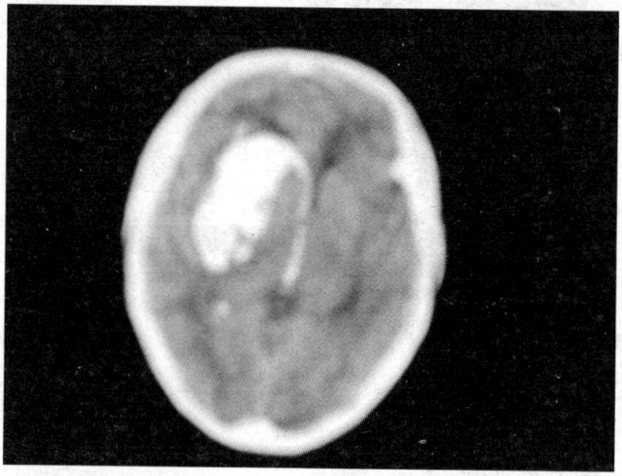

图6–15　脑出血头颅CT观

男性，35岁。首次头颅CT显示：右侧基底节呈“肾形”高密度出血影，破入脑室内及蛛网膜下腔。左侧侧脑室受压，中线结构移位。脑沟、回变浅消失。出血量约有100ml。急诊诊断：右侧基底节出血破入脑室伴急性脑水肿

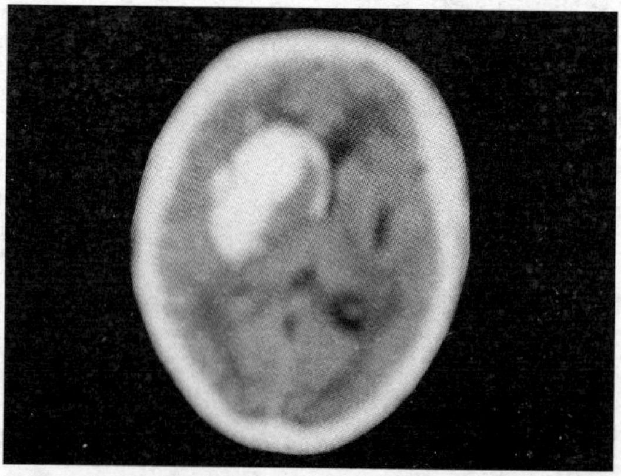

图6–16　右侧基底节出血破入脑室伴急性脑水肿CT观

同一病例。CT显示下一层面仍见基底节区高密度出血灶影

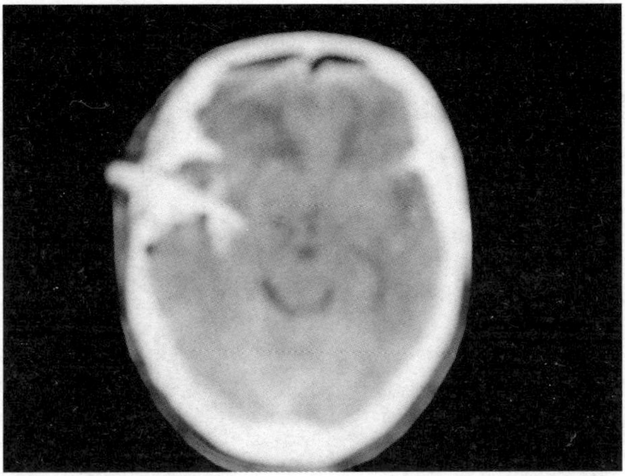

图6-17　右侧基底节出血破入脑室伴急性脑水肿术后CT观

同一病例。急诊行CT导引下经皮微创穿刺锥颅血肿清除术。术中冲洗、引流出微血块、不凝血液约80ml。术后第一次复查。CT显示：右侧颞骨结构不完整，颅内积气。锥颅穿刺引流导管内充满高密度影

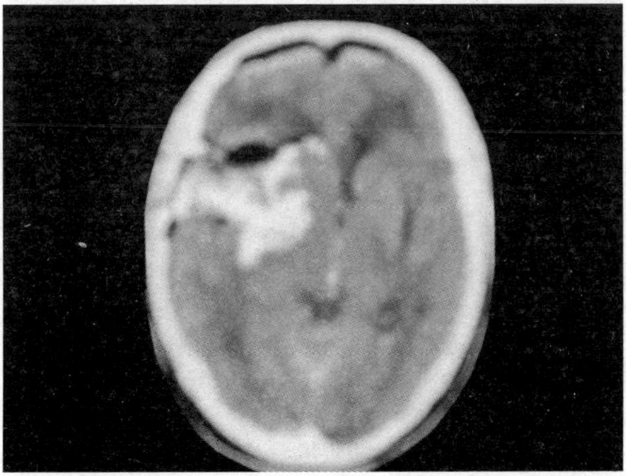

图6-18　右侧基底节出血破入脑室伴急性脑水肿术后CT观

同一病例。术后第一次复查。CT显示：基底节区残血量明显减少。穿刺清除血肿部位的前方颅内有低密度积气征。左侧侧脑室、中线结构仍有移位

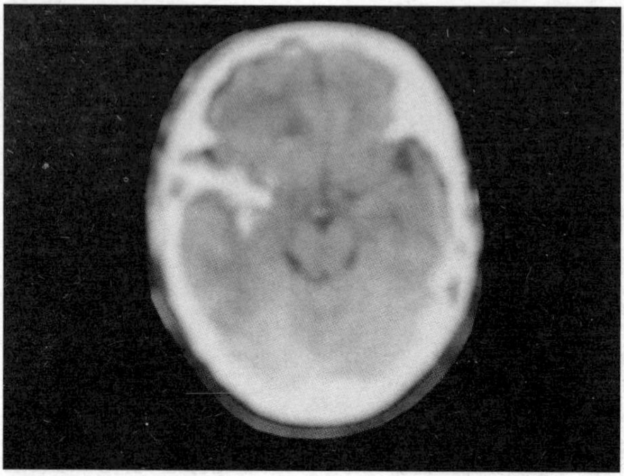

图6-19 右侧基底节出血破入脑室伴急性脑水肿术后CT观

同一病例。术后第二次复查。CT下一层面显示：基底节区残血量较术后第一次复查明显减少。仍见少量低密度积气征。左侧侧脑室、中线结构仍有移位

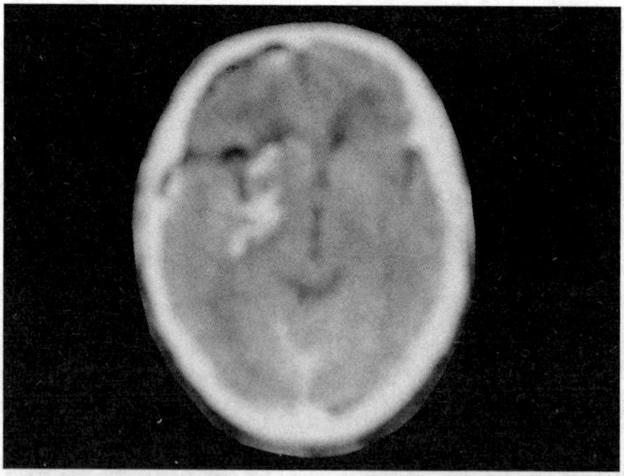

图6-20 右侧基底节出血破入脑室伴急性脑水肿术后CT观

同一病例。术后第三次复查。CT显示：基底节区残血量较术后第二次复查明显减少。仍见少量低密度积气征。左侧侧脑室、中线结构移位好转

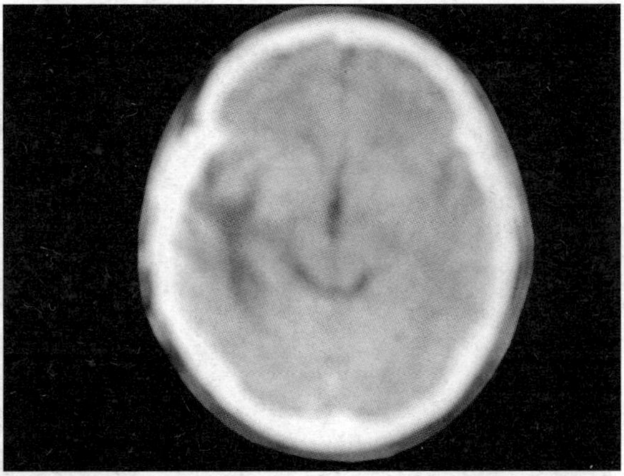

图6-21　右侧基底节出血破入脑室伴急性脑水肿术后CT观

同一病例。术后1年后复查。CT显示：右侧颞叶、基底节区有边缘清晰、密度均匀的软化灶形成。脑室系统、中线位置正常，颅内积气已吸收

应选何种影像学检查？

①CT；②MRI；③SPECT；④PET/CT。

正确答案：①

点评：首选CT。CT扫描时间短、成像快，有利病情观察。高血压脑出血，也称出血性脑卒中。为冬春季临床、急诊抢救的常见、高发的急危重症之一。在多年执业医师考题中频频出现，也是临床医师必须掌握的基本功。诊断要点：血压增高，突然意识障碍。病理体征阳性。CT可见右侧基底节区有“肾形”高密度出血灶，破入脑室系统，并流入蛛网膜下腔。本例除“基底节肾形出血灶”，急性期所有的出血均表现为高密度影，在脑室内出血，表现为侧脑室后角水平状高密度影，在蛛网膜下腔出血，则表现为解剖结构样铸型高密度影。本书提供病例为典型病例，请大家记住。

【病例7】脑梗死。男性，72岁。因左侧肢体无力3d，加重1d来院就诊。血压增高十年余，口服降压药维持在160/100mmHg上下（图6-22~6-23）。

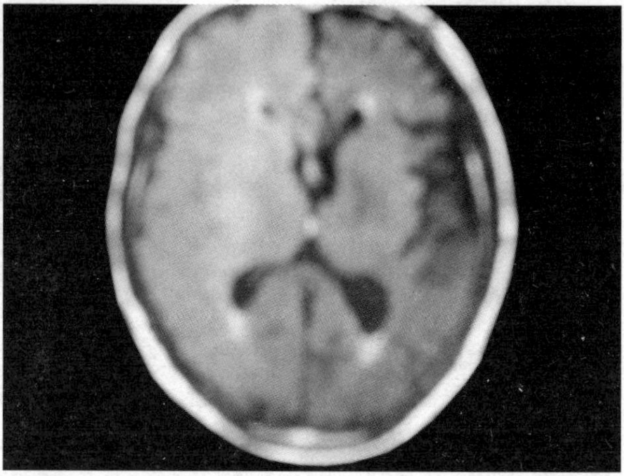

图6-22　右侧脑梗死MRI观

男性，72岁。MRI仍见右侧颞叶脑实质信号异常，范围波及右侧基底节区、右侧侧脑室前后角均受压变形

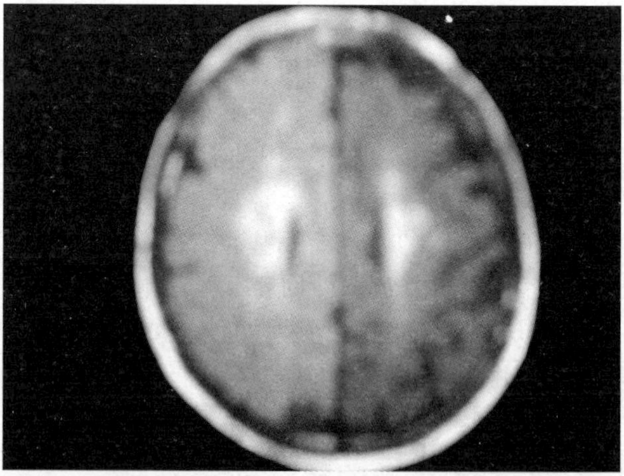

图6-23　右侧脑梗死MRI观

同一病例。MRI显示双侧半卵圆中心区仍见片状高信号，右侧脑沟、回变浅，左侧则增深加宽。最后诊断：右侧大脑中动脉供血区脑梗死

本例患者应选何种检查？

①CT；②MRI；③SPECT；④PET/CT。

正确答案：②

点评：MRI对病灶显示缺血性脑梗清楚。脑梗死，也称缺血性脑卒中，是神经系统常见、多发病。本例患者图像特征：新老病灶先后均显示。脑卒中目前居我国三大死亡原因之首（即脑心血管病、癌症、呼吸道疾病），其发病率高、死亡率高、致残率高。

缺血性脑卒中影像学特征性：呈大脑血供区域分布的改变，其中以大脑中动脉供血区缺血性改变最多见。疾病初期CT扫描显示不清。急性期过后CT表现为低密度影，边缘界限清晰，病灶内密度均匀，或不均匀。MRI则与缺血的发病时间有关，疾病初期即可显示。

【病例8】男性，68岁。呛咳、声音嘶哑月余。胸片可见右侧肺门肿块影，并向肺野内延伸。CT扫描肿块挤压气管、支气管变窄（图6-24~6-27）。

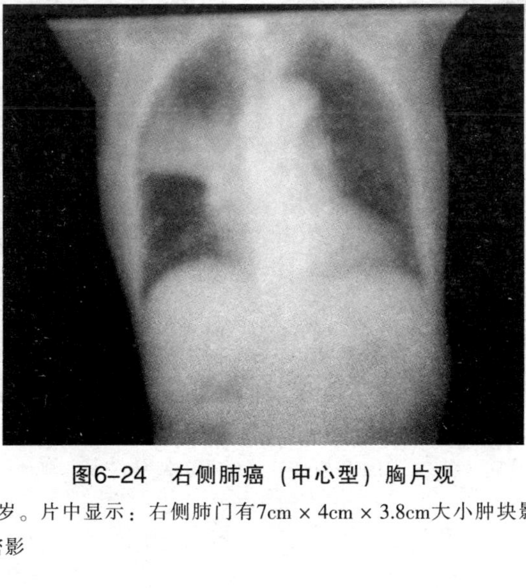

图6-24　右侧肺癌（中心型）胸片观

男性，68岁。片中显示：右侧肺门有7cm × 4cm × 3.8cm大小肿块影，有浅分叶，远端呈S形致密影

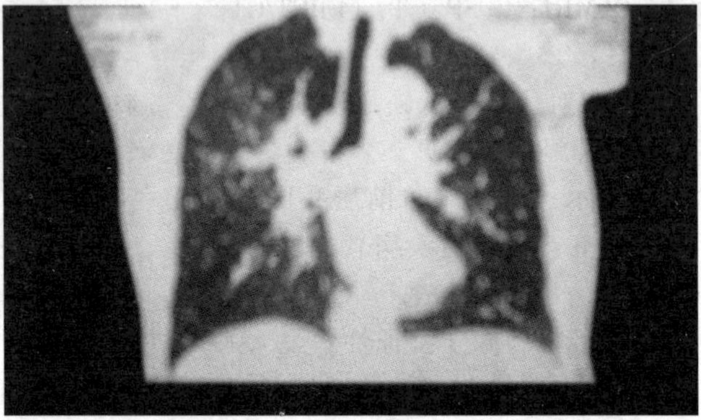

图6-25 肺癌CT冠状位观

同一病例。多层螺旋CT扫描后MPR重建冠状位，可见右肺门肿块影向内挤压右侧支气管起始部变细、变窄，支气管远端受压阻塞闭锁

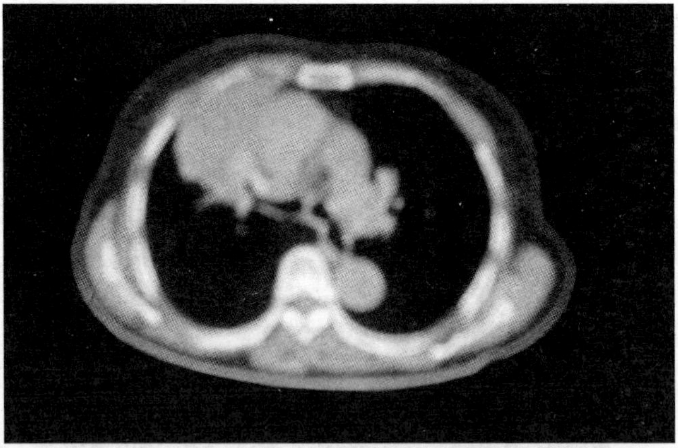

图6-26 肺癌CT轴位观

同一病例。CT纵隔窗显示：右肺门肿块向肺野内延伸

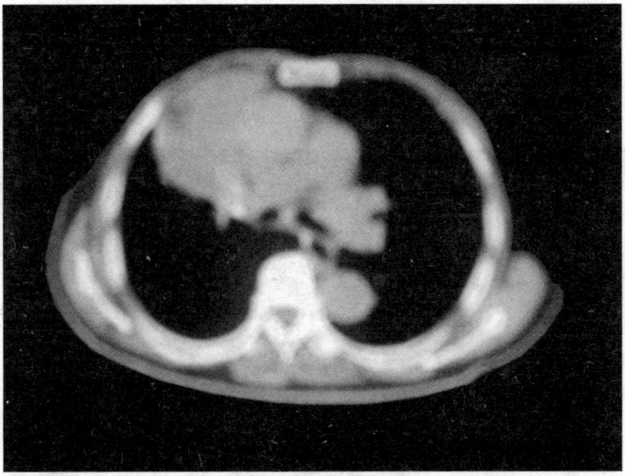

图6-27 肺癌CT轴位观

同一病例。CT纵隔窗显示：右肺门肿块向肺野内延伸，并牵拉同侧支气管、肺主动脉、上腔静脉变形，与其融合成片。肿块内近胸膜有低密度坏死灶

本例患者应选进一步检查？

①CT引导下穿刺活检；②支气管镜检；③SPECT；④PET/CT。

正确答案：④

点评：从胸片分析患者属肺癌Ⅲ期。已失去手术切除机会，对肺癌治疗前评估再分期，PET/CT最有优势。可确定肿瘤原发灶，淋巴结转移、支气管受压、阻塞不张。其检查为全身性又可检出肺外、肺内转移灶。

【病例9】男性，52岁。腰痛，向左下肢放射1周。临床初诊：腰椎间盘突出症。行CT、MRI检查发现腰部转移瘤，伴发病理性骨折。手术对$L_{3\text{-}4\text{-}5}$椎体进行金属内固定，术中清理病理性骨折碎片，术后病理检查证实骨转移瘤。为寻找原发肿瘤，又进行PET／CT检查（图6-28~6-33）。

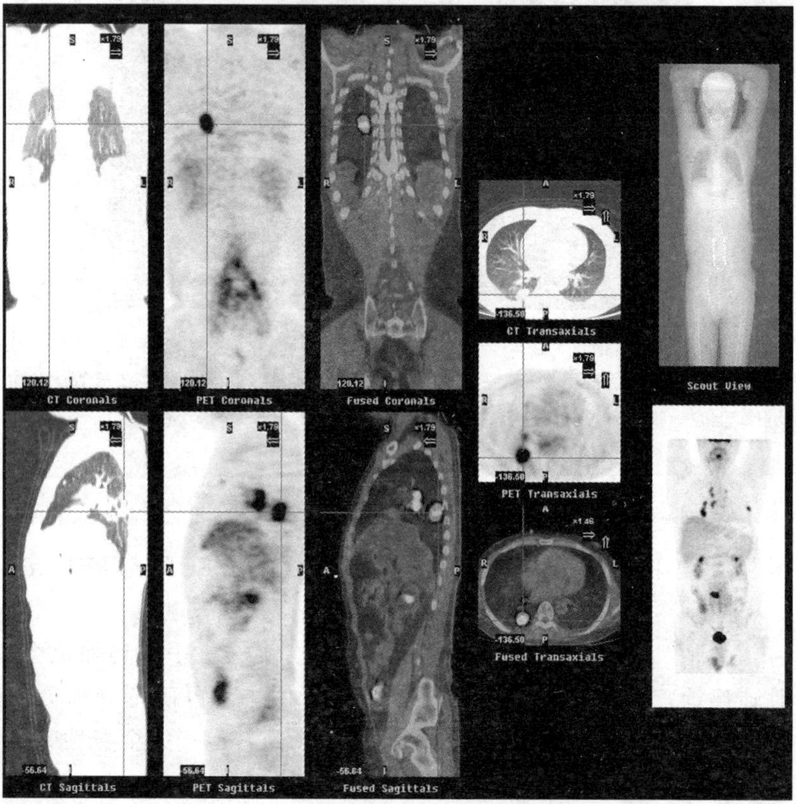

图6-28　肺癌骨转移PET/CT观

男性，52岁。腰痛，向左下肢放射1周。片中显示本例患者肺内原发灶为右肺下叶背段肿块影，大小约2.1cm × 3.4cm × 4.2cm，并见有放射性核素高摄取（SUV值），同时可见右肺门淋巴结增大，核素异常增高

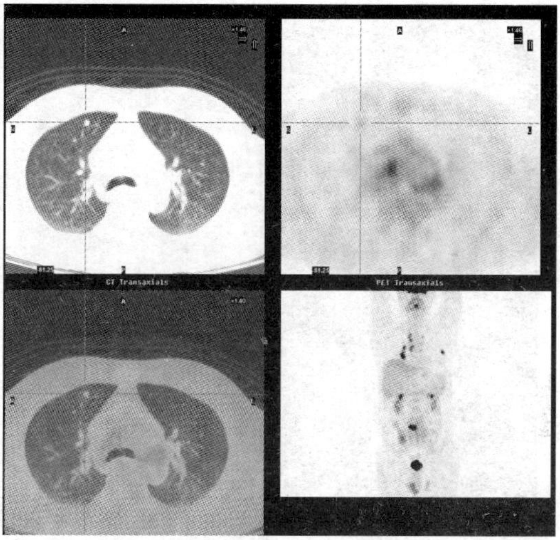

图6–29　肺癌骨转移PET/CT观

同一病例。肺窗显示肺内散在、多发结节转移灶

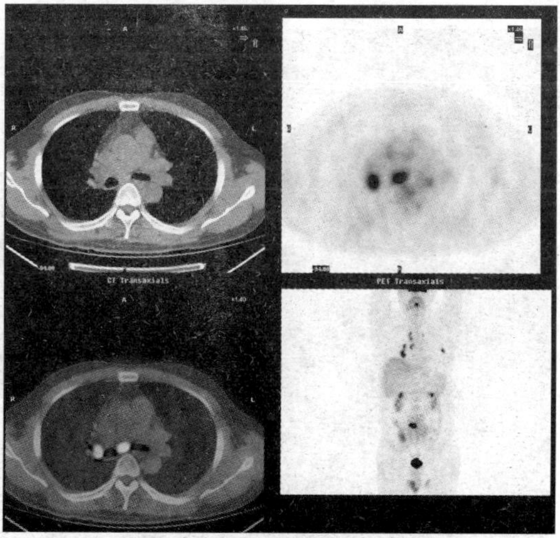

图6–30　肺癌骨转移PET/CT观

同一病例。PET/CT显示右肺门、气管隆突淋巴结转移

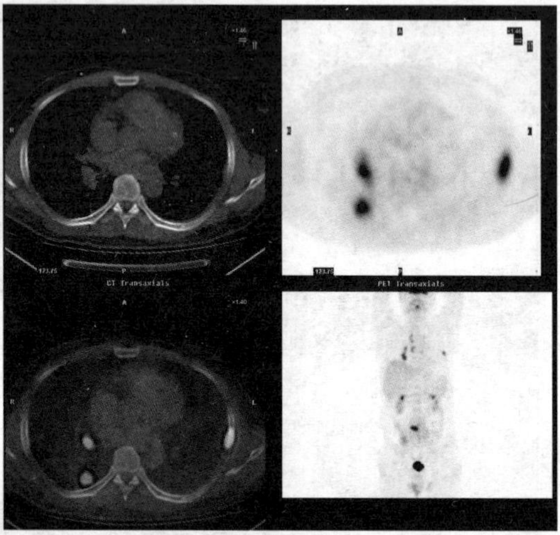

图6-31　肺癌骨转移PET/CT观

同一病例。肺内原发灶位于右肺下叶背段。右肺门、气管隆突淋巴结转移，左第4前肋肋弓处软组织肿胀，肋骨破坏

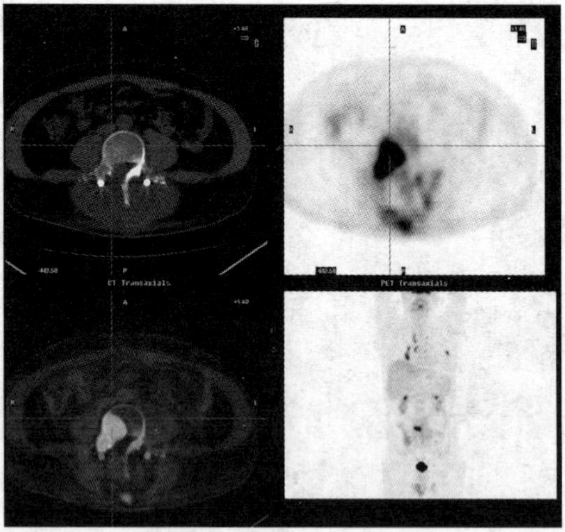

图6-32　肺癌骨转移PET/CT观

同一病例。L_4椎体轴位可见椎体骨破坏，并有放射性核素高度浓聚（SUV值4.9）

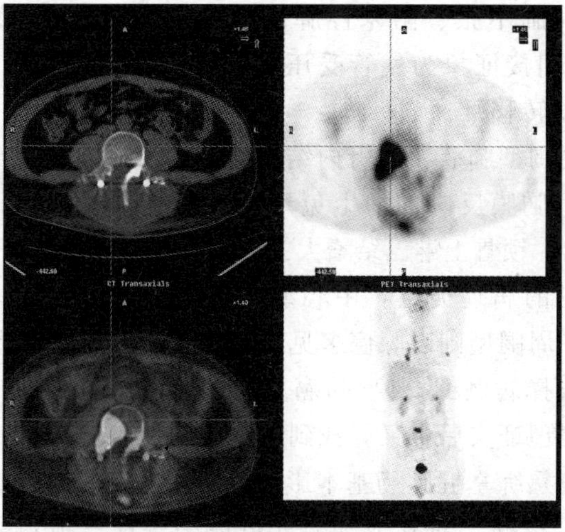

图6-33　肺癌骨转移PET/CT观

同一病例。L_4椎体轴位下一层面仍见椎体骨破坏，并有放射性核素高度浓聚(SUV值5.3)

本例患者选择哪项影像学检查？

①CT；②SPECT；③MRI；④PET/CT。

正确答案：④

点评：肺癌，为我国常见、高发的恶性肿瘤之一，近20年发病率呈逐年上升。据WHO统计，在英国肺癌的发病率占所有恶性肿瘤的首位，死亡率亦居榜首。在我国其发病率及死亡率仅次于脑卒中，位于第二位。2007年卫生部疾控中心发布的统计数字表明：肺癌的发病病例占所有肿瘤的2/3。同英国疾病统计数相似，发病率、死亡率均居各种肿瘤病例之首。每年卫生资源消耗约占145亿人民币。

肺癌的起病方式多种多样，临床症状千差万别。当成人临床出现刺激性呛咳、无诱发原因的干咳无痰、声音嘶哑、咳嗽、痰中带血等症状，各种治疗症状无缓解，首先要考虑肺癌。

肺癌的影像学特点。

(1) 中心型肺癌：直接征象为患侧肺门软组织肿块，密度不均匀；远端肺不张、阻塞性肺炎形成横S形肺内实变影（右肺上叶层）。间接征象为气管受压变形，或被推挤征象等；肺内、纵隔内多发转移灶。

（2）周围型肺癌：肺野内结节影或肿块影，瘤周毛刺征，血管纠集征，胸膜反应性增生兔耳征；肿瘤转移征象：肺门、纵隔后奇食窝、锁骨上淋巴结增大，肾上腺、脑内、肌肉内转移灶。

最常见的病理类型：中心型肺癌以鳞癌多见，其次为鳞腺癌、腺癌；周围型则以腺癌多见，其次为鳞腺癌，鳞癌少见。

笔者选择病例8为典型肺癌。病例9为首先出现肺癌转移灶，经手术并病理证实后，又寻找到肺癌原发灶。

考生应熟练掌握肺癌基本影像学诊断与鉴别诊断，如果熟悉肺癌影像学诊断，对其他肿瘤就可以举一反三地观察图片。但是，临床往往碰见许多病例，初诊时首先见到的为转移灶表现，就像病例9患者，就增加了肺癌诊断的困难。当遇到这种情况时，可反向思维。骨转移瘤当中最常见的肿瘤之一为肺癌（腺癌），其次为乳腺癌；见到脊柱转移瘤，拍一张胸部平片看肺内有否结节影，或肿块影就不难诊断了。

参考文献

[1] 魏经国. 影像诊断病理学［M］. 西安：第四军医大学出版社，2007
[2] 田嘉禾. 正电子发射体层显像（PET）图谱［M］. 北京：中国协和医科大学出版社，科文（香港）出版有限公司，2002
[3] 孟峻菲，梁碧玲. 临床MRI诊断学［M］. 广州：广东科技出版社，2005
[4] 蔡祖龙，高元桂. 胸部CT与MRI诊断学［M］. 北京：人民军医出版社，2005
[5] 李林发. 现代骨转移瘤诊治学［M］. 北京：科学出版社，2006
[6] 陈盛祖. PET/CT技术原理及肿瘤学应用［M］. 北京：人民军医出版社，2007
[7] 过邦辅，凌励志. 骨肿瘤学［M］. 2版. 上海：上海科学技术出版社，1998
[8] 曾益新. 肿瘤学［M］. 2版. 北京：人民卫生出版社，1999
[9] 刘平，李康印. 小儿临床CT诊断图谱［M］. 2版. 西安：第四军医大学出版社，2007
[10] 师建国，阎庆国，林雨冬. 现代肿瘤康复［M］. 西安：第四军医大学出版社，2004
[11] 柳澄. 充分发挥64 层螺旋CT的优势［J］. 中国医学影像技术，2005，21（8）：1145－1147
[12] 柳澄，陈海松，王韶玉. 多层螺旋CT图像后处理在颈椎扫描中的应用［J］. 实用放射学杂志，2005，21（3）：239－242
[13] 陈海松，柳澄，陈青华. 64层CT多向调整多平面重组诊断长骨病变的价值［J］. 中华放射学杂志，2006，40（2）：204－207
[14] 仲海，徐卓东，柳澄. 多层螺旋CT下肢动脉血管成像的注射速率和重建矩阵的选择［J］. 中国医学影像技术，2005，21（10）：1569－1571
[15] 王克，刘学静，武乐斌，等. 64层螺旋CT血管成像技术对肺动静脉

瘘的诊断价值［J］. 中华放射学杂志，2006，40（8）：801－803
［16］曲宁，徐荣天. 多层螺旋CT血管成像在肝移植术前对肝动脉的评价［J］. 中国医学影像技术，2006，22（9）：1364－1366
［17］王克礼，王丽君，刘晓峰，等. 16 排多层螺旋CT门静脉系统三维成像在腹部肿瘤中的临床作用［J］. 医学影像学杂志，2006，16（6）：596－599
［18］Kang HK, Jeong YY, Choi JH. et al. Three dimentional multi 2 detectorrow CT portal venography in the evaluation of portosystemic collateral vessels in liver cirrhosis［J］. RadioGraphics, 2002，22：1053－1061
［19］Shi H, AschoffAJ, Brombs HJ, et al. Multislice CT imaging in anomalous coronary arteries［J］, Eur. Radiol, 2004，14：2172－2181
［20］张兆琪，马晓海. 64层螺旋CT冠状动脉成像——无创性冠状动脉检查的新纪元［J］. 中华放射学杂志，2006，40（8）：789－791
［21］王锡明，晁宝婷，武乐斌，等. 64 层螺旋CT心胸联合造影在急性胸痛病因鉴别诊断中的作用［J］. 中华放射学杂志，2006，40（8）：812－814
［22］张贵祥，徐朝霞，韩月东，等. 不同途径脑膜转移瘤的 MRI分析［J］. 中华放射学杂志, 2001，35（1）：17－20
［23］Buzelzebruck H, Bopp R, Drings P, et al. New aspects in the staging of lung cancer prospective validation of the Interna－tional union against cancer TNM classification［J］. Cancer,1992, 70：1102
［24］Conti PS, Lilien DC, Hawley K, et al. PET and ^{18}F－FDG in oncology : a clinical update［J］. Nucl Med Biol, 1996, 23：717－735
［25］Knopp MV, Bisschoff H, Lorenz WJ, et al. PET imaging of lung tumors and mediastinal lymphoma［J］. Nucl Med Biol, 1994, 21：749
［26］张祥松，唐安戊，乔穗宪，等. ^{18}F－FDG PET 显像在原发不明转移癌中的诊断价值［J］. 中华核医学杂志，2002，2，22（1）：22－23
［27］刘流，梁德江，郝林，等. 肾癌骨转移的治疗［J］. 中华泌尿外科杂志，2002，23（5）：288－290
［28］刘扬，马达智，沈世缨，等. 小儿成神经细胞瘤骨转移X线诊断(附26例报告)[J]. 天津医药，2002，30（7）：435－437

［29］《临床医师应试习题集》专家编写组. 2009国家执业医师资格考试用书临床医师应试习题集（下）［M］. 北京：中国协和医科大学出版社，2009
［30］医师资格考试指导用书专家编写组. 国家医师资格考试 医学综合笔试应试指南 临床执业医师（下）［M］. 北京：人民卫生出版社，2009